www.tredition.de

Matthias Gogler

Aufstand der Huren

Über das Buch:

Prostitution und Doppelmoral. Beides ist untrennbar miteinander verbunden. Doch was, wenn die Sexarbeiterinnen ihren Dienst verweigern?

Emma, die Hauptfigur dieser Geschichte, durchlebt die ganze Bandbreite des horizontalen Gewerbes. Auf ihrer gefährlichen Reise erfährt sie viel über ihre Mitmenschen, aber auch über sich selbst. Im packenden Finale eröffnen sich für sie und ihre Mitstreiterinnen neue Wege. Von der Politik enttäuscht, nehmen sie ihr Recht selber in die Hand.

Über den Autor:

Matthias Gogler ist Jahrgang 1967 und wohnt mit Frau und Hund in der Nähe von Stuttgart. Nach zwei autobiografischen Büchern hat er zunächst mehrere Kurzgeschichten veröffentlicht. Der vorliegende Roman ist sein drittes Buch aus dem Genre Krimi und Thriller.

Aufstand der Huren

Roman

Matthias Gogler

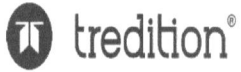

www.tredition.de

© 2016 Matthias Gogler

Verlag: tredition GmbH, Hamburg

ISBN
Paperback: 978-3-7345-6585-4
Hardcover: 978-3-7345-6586-1
e-Book: 978-3-7345-6587-8

Printed in Germany

www.mgogler.de

coverbild: pixabay.com

Inhaltsverzeichnis

Vorwort:

Wenn ich in dem vorliegendem Buch mehrfach das Wort *Huren* für die Prostituierten verwendet habe, so hat dies nicht im mindesten mit irgend einer Form von Geringschätzung zu tun. Ganz im Gegenteil. Ich hege großen Respekt für das Durchhaltevermögen, das die Sexarbeiterinnen tagtäglich aufbringen müssen.

Häufig nennen sie sich selber Huren und das ganz selbstbewusst und auf ihre Würde bedacht.

Der Roman beschreibt einen kleinen, möglichst wirklichkeitsgetreuen Ausschnitt über das Leben der Frauen im horizontalen Gewerbe, welches in den unterschiedlichsten Facetten daherkommt.

Alle Protagonisten, die in dieser Geschichte mitspielen, entspringen meiner Fantasie. Übereinstimmungen mit real existierenden Personen wären rein zufällig.

Den Hurenverband *Kassandra* gibt es in dieser Form ebenfalls nur in meinem Buch.

Matthias Gogler

Kapitel 1. Der Job

„Du darfst den Penisring nur über sein schlaffes Ding ziehen! Wenn er schon steif ist, passt das Teil nicht mehr!" Laura Singer, die sich beruflich Emma nannte, sah ihre Kollegin ernst und konzentriert an.

Bettina Carnelli, kurz Tina, nahm den Ring in die Hand und zog amüsiert die Augenbrauen hoch. „Wozu soll das Ding gut sein? Ich habe von solchen Ringen gehört, aber mein Ex-Mann stand nicht auf Spielzeug im Bett."

Emma nahm das Teil wieder an sich. Ihre neue Kollegin hatte wirklich noch viel zu lernen. Sie war nicht sicher, ob die Entscheidung, eine gänzlich Unerfahrene und noch dazu ältere Frau einzustellen, richtig gewesen war. „Das Ding, wie du es nennst, dient zur Stimulation und verlängert das Vorspiel", klärte Emma die Kollegin auf. „Es ist auch ein Schmuckelement. Vor allem dieser hier, aus edlem Metall."

Tina entging nicht der schroffe Unterton, deshalb gab sie sich betont leutselig. „Nur über seinen Schwanz, ja? Nicht über die Eier. Richtig?"

„Genau, zumindest was dieses Modell betrifft. Und was deinen Ex angeht, Sexspielzeuge wirst du hier noch eine Menge kennen lernen."

Mit *hier* war das kleine Wohnungsbordell in München Schwabing gemeint. Emma hatte vor sieben Jahren die Dreizimmerwohnung im Hinterhof eines Mehrfamilienhauses in der Körnerstraße angemietet. Der Vermieter hatte diese Wohnung seit jeher nur Prostituierten überlassen. Da ihm das ganze Haus gehörte, hatte er keine Beschwerden der anderen Bewohner zu befürchten.

Das Etablissement war die Arbeitsstätte der beiden. Privat wohnte Emma in Dachau und Tina in Freising.

Sie standen in einem der drei Zimmer des Bordells. Es war ihr gemeinsamer Aufenthaltsraum der zugleich als Wohnzimmer, Umkleide und Rückzugsort diente. Hier befand sich der große Doppelschrank, in dem sie ihre vielfältigen Kleider, Dessous sowie zwei Miniröcke aus Leder und einen Latex Body aufbewahrten. Letzterer war eine Maßanfertigung für Laura „Emma" Singer. Der Preis war mit knapp dreihundert Euro selbst für diese Branche unverschämt teuer und sie trug ihn nur für Stammkunden. Eben jene, die Sonderwünsche äußerten und bereit waren, dafür zu zahlen.

Weiterhin ruhte in der Mitte des Raumes ein großer Esstisch auf dem die Notebooks von Emma und Tina standen. In der Ecke flimmerte auf einem niedrigen TV-Rack der Flachbildfernseher. Meistens lief er den gesamten Tag.

Im Vergleich zu den beiden Arbeitszimmern, in dem die Gäste je nach ihrem Benehmen verwöhnt, behandelt oder abgefertigt wurden, war der Aufenthaltsraum schlicht und funktional eingerichtet. Lediglich eine Plastikpflanze mittlerer Größe fristete ihr Dasein neben der Tür.

Die Regel lautete, dass Freier diesen Raum niemals betreten durften. Er befand am hinteren Ende des Flurs und direkt von diesem gingen die Gästezimmer ab. Gegenüber des Aufenthaltsraumes befand sich die kleine Küche sowie das Bad, welches die Männer zum Duschen vor dem Sex benutzen mussten.

Emma bestand auf diesem minimalen Akt der Wertschätzung und nur zweimal waren bisher Freier wieder gegangen. Im angetrunkenen Zustand hatten diese jegliche Scham verloren und sie gierten nach sofortiger Befriedigung ohne Sauberkeit. Emma war konsequent geblieben und hatte lieber auf das Geld verzichtet. Einem nach Schweiß und anderen Ausdünstungen riechenden Mann zu bedienen war unter ihrer Würde. Sie hoffte sehr, auch Tina, ihre neue Kollegin, in diesem Sinne einlernen zu können.

Nun betraten beide das Liebeszimmer, dass von der linken Seite des Flurs abzweigte. Grundsätzlich war es egal, wer wo arbeitete, doch Emma bevorzugte diesen Raum, da er größer war.

Der Freier, oder Kunde, wie Emma immer wieder gegenüber Tina betonte, lag vollkommen nackt auf dem

Rücken in der Mitte des zwei Meter breiten Doppelbettes. Der Schlafplatz beziehungsweise die Spielwiese war mit einem durchgehenden, rotem Laken bezogen. Zu Emmas Verdruss waren die Ölflecken beim letzten Waschen wieder nicht heraus gegangen. Ein Problem, dass seit langem nach einer Lösung verlangte.

In der Mitte des Bettes war das Badehandtuch ausgebreitet. Es wurde im Gegensatz zum Laken nach jedem Freier gewechselt und stach in kräftigem Lila hervor. Emma legte eine CD in die Stereoanlage und aus dem Hintergrund ertönte leise *Breathe Again* von Sara Bareilles.

Sie besaß ein umfangreiches Repertoire an Musik, allesamt weibliche Künstlerinnen. Schnell hatte sie bei ihrer Arbeit im horizontalen Gewerbe herausgefunden, dass ihre Kunden keine anderen Männer im Zimmer duldeten, weder physisch noch aus der Konserve.

Für eine Moment schoss ihr der Gedanke durch den Kopf, sie könne Tina finanziell an der CD-Sammlung beteiligen, aber das hatte noch Zeit. Zunächst galt es den bereits erhaltenen Lohn an dem Gast abzuarbeiten.

Der Fünfunddreißigjährige streckte sich in freudiger Erwartung auf dem purpurfarbenen Handtuch aus. Er hatte zuvor eingewilligt, dass Tina „hospitieren" dürfe. Es war Tinas zweiter Tag im Wohnungsbordell. Gestern erhielt sie ausschließlich Informationen und beobachtete den Ablauf. Heute sollte sie sowohl zuschauen, als auch gegebenenfalls schon selber Hand anlegen. Morgen würde dann die Arbeit für sie beginnen. Emma hatte sie darüber aufgeklärt, dass die Freier häufig telefonisch ihre Termine checken würden. Kamen sie spontan vorbei, so hatten sie sich beide vorzustellen und der Gast durfte sich eine Dame aussuchen.

Beide Frauen hatten klassischen, roten Lippenstift aufgetragen. Die Augen wurden mit Eyeliner und Lidschatten hervorgehoben.

Inzwischen waren alle Beteiligten nackt. Emma legte mit geübten Fingern den Penisring an, bevor er nicht mehr passen würde, denn der Anblick der zwei Unbekleideten Frauen zeigte bereits Wirkung bei dem Kunden.

Tina legte sich einfach daneben und sah zunächst zu. Emma holte noch eine Rolle Haushaltstücher sowie Babyöl und ein Kondom, dann begann sie ihren Kunden langsam die Oberschenkel hinauf zu streicheln.

Der Kunde hieß Jürgen und besuchte sie einmal im Monat und das seit zwei Jahren. Sie Wusste nur so viel, dass er in einer Software Firma arbeitete und angeblich nicht verheiratet war.

Was die Freier ihr erzählten war nicht selten frei erfunden, doch das störte sie nicht. All zu lange Unterredungen mied sie sowieso. Ganz im Gegensatz zu Tina, die zu Emmas Entsetzen doch inzwischen tatsächlich mit ihrem

Kunden plauderte. Obendrein nichts Erotisches, sondern vollkommen belangloses Zeug.

Ihr Gast hatte allerdings lediglich die halbe Stunde für achtzig Euro gebucht, also konnte Emma nach wenigen Minuten bereits zur Sache kommen.

Sie verwendete etwas Gleitgel für ihre Vagina und streckte dabei ihren Unterleib dem Freier entgegen. Sie wusste, dass dieser Anblick seine Wirkung nicht verfehlen würde. Während Tina jetzt den Oberkörper des Mannes kraulte, streifte sie ihm das Kondom über, bestieg ihn und rieb ihren Unterleib langsam und rhythmisch.

Die Stellung behielt sie bei und beschleunigte ihre kreisenden Bewegungen mit der Hüfte.

Als der Freier zu stöhnen begann und sie spürte, es geht auf das Ende zu, stöhnte Emma mit ihm. Das Schauspiel gefiel allen Männern und manch einer gab sich der Illusion hin, hier eine Frau tatsächlich zum Höhepunkt gebracht zu haben.

Tina betrachtete neugierig das Gesicht des Kunden, was diesen nicht zu stören schien. Als er dann auf dem Höhepunkt einige Grunzlaute von sich gab, konnte sie ein Kichern nicht unterdrücken. Ein Wink von Emma genügte jedoch und sie reichte ihm die Schachtel mit den Papierhandtüchern. Emma zog mit kundigem Griff das Kondom vom erschlafften Glied und streifte den Penisring wieder hinunter. Jürgen fand es gut, wenn sie das übernahm. Er ließ sich überhaupt gern bedienen und bevorzugte einen passiven Part. Die Reste seines Spermas durfte er sich allerdings selber abwischen.

-

„Das war's schon?" Tina konnte es nicht fassen. Sie waren in den Aufenthaltsraum gegangen, solange ihr Gast sich ankleidete. Emma streifte sich ihr Negligee über und Tina schlüpfte in das kurze gelbe Minikleid. Auf Unterwäsche verzichteten beide.

„Was hast du denn gedacht?", fragte Emma zurück.

„Aber er hat doch eine halbe Stunde gebucht." Sie hatte erst zwei Kunden erlebt. Der Erste, ein älterer Herr, der am Mittag eine Ganzkörpermassage gebucht hatte, konnte seine Zeit voll auskosten.

„Die halbe Stunde hätte er auch haben können", entgegnete Emma ungerührt, „ist doch nicht meine Schuld, wenn er so unter Druck stand."

„Aber verprellt man nicht so seine Kunden?"

„Nicht deswegen. Der kommt doch schließlich auch schon seit Jahren, oder?"

„Hm." Tina befriedigte die Antwort nicht, aber letztlich war sie hier die Auszubildende, wenn man es so nennen wollte.

Emma stupste ihre Kollegin an. „Komm, wir sagen *Tschüss* zu Jürgen."

Unmittelbar vor der Zimmertür stoppte Tina. „Geld zurück. Gibt es das manchmal?"

Emma lachte. „Mensch, du musst wirklich noch viel lernen. Wir sind hier nicht im Kaufhaus. Umtausch ausgeschlossen!"

„Und hinterher Duschen?"

Emma zuckte mit den Schultern. „Nur wenn der Gast es ausdrücklich verlangt. Kostet schließlich unsere Zeit. Aber vorher ist Pflicht!"

„Klar."

Tina kicherte urplötzlich los.

„Was ist?"

„Der hat eine richtig krumme Nudel gehabt. Ich meine im ausgefahrenen Zustand, trotz dieses Ringes."

„Und erst die Rasur an den Eiern!"

„Wenigstens waren sie noch dran."

Emma prustete vor Lachen. Nachdem sie sich beruhigt hatte, meinte sie. „Was ich schon alles gesehen habe. Ich sollte Fotos machen und einen Bildband veröffentlichen."

-

Der Freier, der von dem kleinen Dialog nichts mitbekommen hatte, verabschiedete sich freundlich aber flink, fast ein wenig verschämt. Emma verriet der Neuen weitere Details. „Manche buchen zwei oder drei Gänge. Nur die allerwenigsten schaffen das auch."

„Du meinst, die Augen sind größer als der Bauch?"

„So ungefähr. Und auch in diesem Fall gewähren wir keine Rückerstattung."

Tina dachte darüber nach. „Hast du deswegen schon mal Ärger bekommen?"

„Ein paar Mal gab es nervige Diskussionen, aber die meisten denken, wir hätten Zuhälter und verhalten sich entsprechend zurückhaltend."

„Zum Glück haben wir keinen Loddel oder Aufpasser."

„Nein", pflichtete Emma ihr bei, „nur einen gierigen Vermieter."

-

Das Zimmer war schnell wieder in Ordnung gebracht. Tina breitete ein neues Handtuch auf dem Bett aus und Emma lüftete kurz durch. Dann kontrollierten sie, ob ausreichend Kondome bereit lagen, der Handtuchspender gut gefüllt war und die Schale mit den Süßigkeiten griffbereit stand.

„Das haben wir zwar erst heute morgen gemacht, aber ich habe mir angewöhnt, es nach jedem Kunden zu kontrollieren. Wäre blöd, mitten drin Kondome zu holen oder was auch immer."

Tina nickte. „Verstehe", dann drehte sie sich im Zimmer um, „Hast du das Appartement selber eingerichtet? Die

Bilder und das alles?"

„Als ich vor fünf Jahren hier angefangen habe waren wir zu viert, wir arbeiteten im Schichtdienst sozusagen."

„Verrückt."

„Wohl wahr", pflichtete Emma ihr bei, „die drei anderen, alle stammten aus Ungarn, sind inzwischen wieder in ihrer Heimat. Was die dort machen weiß ich nicht. Vielleicht sind sie auch noch im horizontalen Gewerbe irgendwo tätig. In den letzten Monaten habe ich die Zimmer nach und nach dann ein wenig aufgehübscht."

Tina schmunzelte bei diesem Wort, dass ihre Mutter gern verwendete. Wenn die wüsste, ging es ihr durch den Kopf. „Du bist jetzt hier die Chefin."

Emma winkte ab. „Ich sehe uns als Unternehmerin."

Sie wies auf die beiden Aktbilder. „Die habe ich billig auf einem Flohmarkt erstanden. Und der Rest, na ja du siehst ja selber, rot ist die dominierende Farbe."

„Logisch, was auch sonst."

Die Zimmer waren mit Bildern und Wandvorhängen ausgestattet. Zwei schlichte Kommoden und ein kleiner Tisch füllten den Raum, den die Kundschaft nur bei schummriger Beleuchtung zu sehen bekam.

Emma schloss das Fenster, durch das die warme Septembersonne schien. Ein bisschen Wehmut erfasste sie stets, wenn sie draußen die Sonne sah und sie hier drin ihre Zeit verbringen musste. Tina hingegen war es egal. Sie war viele Monate arbeitslos gewesen und hatte zuvor in einem Briefzentrum bei der Post gearbeitet. Dort gab es weder Tageslicht noch eine anständige Bezahlung.

„Was du mir bei unserem ersten Treffen nicht gesagt hast."

„Bei deinem Vorstellungsgespräch?", frotzelte Emma.

Tina spielte mit: „Bei meinem Vorstellungsgespräch auf die Firmenanzeige *Nette Kollegin gesucht.*"

„Hattest du gleich geahnt, worum es ging?", wollte Emma wissen.

„Tja, Kleinanzeigen in der Rubrik *Erotik* im Wochenanzeiger deuten nicht unbedingt auf eine Softwarespezialistin hin."

Emma schmunzelte. „Okay, aber was liest du auch Erotik Anzeigen?"

„Ich bin geschieden und hatte Lust auf menschliche Nähe."

„Auf Sex", korrigierte Emma.

„Meinetwegen auf Sex."

„Den bekommst du hier zur Genüge."

Das Thema war in gewisser Hinsicht heikel, doch Tina fragte gerade heraus: „Hast du trotz des Jobs noch manchmal Appetit auf Sex? Du hast erwähnt, du hättest einen Freund?"

„Freund ist zu viel gesagt, unsere Verbindung ist eher lose. Und ja, Leidenschaft und Sex kann ich nach wie vor genießen."

„Also keine Verachtung für die Männer insgesamt?"

Das war nicht gerade Emmas Lieblingsthema, doch sie antwortete wahrheitsgemäß. „Ich habe Lukas während meines ersten Jobs kennen gelernt. Bevor ich hierher kam, habe ich zwei Jahre in einem schlecht geführten Puff in Frankfurt gearbeitet. Luke hat im Getränkeladen nebenan gejobbt. Hin und wieder habe ich bei ihm eingekauft. Er hat wohl geahnt, dass ich in dem Rotlicht Schuppen nebenan arbeite. Später hat er mir gestanden, dass er sofort in mich verknallt war."

„Und? Klingt nach *Pretty Woman*."

Emma verdrehte die Augen. „Lichtjahre davon entfernt, glaube mir. Jedenfalls hat es beinahe ein Jahr gedauert, bis Luke zu mir auf's Zimmer kam. Er hat bezahlt, bekam seinen Spaß und mich in den folgenden Wochen noch zweimal besucht. Eines Tages stand er dann nach meinem Feierabend vor der Tür und hat mich abgepasst."

„Hattest du keine Angst, er könnte ein Stalker sein?"

Emma schüttelte den Kopf. „Dafür bekommt man in diesem Gewerbe recht schnell einen Blick. Wir sind ein paarmal miteinander ausgegangen, dann waren wir so etwas wie ein Paar. Luke bekommt seitdem hin und wieder einen Fick umsonst und ich habe jemanden, zu dem ich gehen kann, wenn ich reden oder etwas unternehmen will."

Tina hatte die schlechten Zeiten mit ihrem Ex-Mann nicht vergessen, doch was Emma erzählte ließ sie frösteln. „Liebst du ihn?", fragte sie ganz direkt.

Emma dachte ernsthaft über die Frage nach, dann drehte sie wie zur Entschuldigung die Handflächen nach Außen. „Er ist süß und ein paar Jahre jünger als ich."

Tina gab sich damit zufrieden. Sie kannten sich noch nicht lange genug, als dass sie hätte weiter bohren können.

Für einen Moment schwiegen beide, dann zupfte Emma ihre Kollegin am Kleid. „Komm, wir trinken einen Kaffee, dann gebe ich dir noch ein paar Tipps für den Job."

-

Sie saßen am Tisch, jede einen dampfenden Kaffeepott vor sich stehen.

„Küssen akzeptieren wir nicht in diesem Gewerbe. Höchstens einen Bussi auf die Wange und auch nur bei Sympathie. Zungenküsse sind ein absolutes No-Go."

„Wünschen das denn viele?"

„Oh ja, und sie würden auch extra dafür zahlen. Aber es ist gewissermaßen die Überschreitung einer roten Linie."

„Verstehe ich nicht", gab Tina zu.

„Das verlässt den Bereich des Professionellen", versuchte es Emma zu erklären, „man begibt sich auf eine Gefühlsebene und das ist Tabu in diesem Geschäft."

„Zuhören kann ich aber schon, wenn die Männer dafür zahlen."

„Natürlich, aber immer mit Distanz. Häufig sind unsere Gäste keine Singles, sondern frustrierte Ehemänner. Die kommen dann zwar wegen Sex, aber eben auch, um ihren Frust abzulassen und über ihre verbockte Ehe und ihre blöden Weiber zu jammern. Wenn du da nicht aufpasst, schlüpfst du in die Rolle der Eheberaterin und der Kerl meint, er bräuchte nichts zu zahlen, da ihr ja nur gelabert habt."

„Also, immer schön Abstand halten, zumindest was die Gefühle betrifft."

„Exactement."

Emma erhob sich. Mit ihrer Kaffeetasse in der Hand drehte sie sich vor dem großen Spiegel neben der Küche und betrachtete sich von allen Seiten.

„Du hast eine tolle Figur", stellte Tina neidlos fest, „man sieht, dass du regelmäßig joggst und ins Fitness Center gehst."

Emma freute sich innerlich über das Lob, wiegelte aber ab. „Es gibt immer Bessere und Schlechtere."

Sie strich sich über ihre kleinen Brüste. „Früher wollte ich immer eine Körbchengröße mehr haben."

„Heute nicht mehr?"

Emma grinste. „Heute müssen es zwei Nummern sein."

„Denkst du an eine Brustvergrößerung?"

„Seit Jahren, aber ich habe Bammel vor der Operation. Vor allem vor der Narkose."

„Kann ich verstehen. Ich wurde mal wegen einer Oberarmfraktur operiert. Als ich wieder aufgewacht bin, habe ich mein Bett vollgekotzt. Die Krankenschwester war unglaublich sauer."

„Und manche wachen überhaupt nicht mehr auf. Was mir außerdem Angst macht sind die Implantate. Es gibt so viel Schrott auf dem Markt."

Tina stellt sich zu Emma neben den Spiegel. „Viele Männer mögen kleinere Brüste."

„Wenn man, so wie du, eine ordentliche Oberweite besitzt, ist das leicht gesagt."

„Nein, ich meine das im Ernst. Außerdem bleiben kleinere Möpse auch im Alter noch straff und hängen nicht herunter."

Emma war nicht überzeugt. Wieder und wieder drehte sie sich vor dem Spiegel und posierte in allen erdenklichen Körperhaltungen.

Tina sah amüsiert zu. Die zierliche, einen Meter und sechzig große Frau, mit der hellen, fast weißen Haut, den grünen Augen und der feinen Nase, steckte voller Energie. Für sie schien der Job mehr als nur Geldverdienen zu bedeuten. Vielleicht war es nicht unbedingt Berufung, aber doch so etwas wie Berufsehre, wenn es das in diesem Gewerbe denn gab.

Sie zeigte auf die glatten, bis zum Nacken reichenden Haare. „Ist das Schwarz Natur?"

„Nö, aber ich habe einen guten Friseur. Der färbt authentisch."

Seltsamer Ausdruck für das Färben von Haaren, dachte Tina und strich sich durch ihre schulterlangen, rötlich gelockten Haare. Laut sagte sie. „Deinen Haarkünstler kannst du mir bei Gelegenheit mal zeigen. Ich färbe selber, aber ein Profi wäre nicht schlecht."

Emma zerzauste Tinas Haar. „Ein bisschen verruchter würde dir gut stehen."

„Pony?"

„Eine Shag Frisur oder ein Hime Cut würde deinem Typ entsprechen."

23

Tina gab ihr recht. Es würde eine guten Kontrast zu ihren braunen, warmen Augen bilden. Ihr neues Alter, dass sie mit neununddreißig angab, würde wiederum fantastisch mit einer Shag Frisur korrespondieren, überlegte sie amüsiert. Wer konnte dann noch ahnen, dass sie bereits fünfundvierzig war. Außerdem steckte diese Mischung in ihr. Die Mutter deutsch und der Vater Italiener. Sie besaß eine leicht dunklen Teint, der ihr auch im Winter eine gesunde Farbe verlieh.

Doch Emma hatte sie nicht zuletzt wegen ihres Jahrgangs eingestellt. Sie sollte gezielt den leicht mütterlich wirkenden Typ repräsentieren. Nicht wenige, vor allem ältere Gäste ständen genau darauf.

Sie fühlte sich dadurch nicht sonderlich geschmeichelt. Hielt sich aber zurück. Die Zeit wird zeigen, wen ich hier bedienen kann und will, sinnierte sie.

Sie deutete auf Emmas Bauchnabel Piercing. „Hat das beim Stechen weh getan?"

Emma schüttelte den Kopf. „Kurz gezwickt hat es, mehr aber auch nicht."

„Und dein Tattoo?"

Emma hatte sich vor drei Jahren ein Schmetterlings Tattoo auf die rechte Schulter stechen lassen. Es war ihr Sinnbild für Freiheit und Fröhlichkeit. Im Moment verspürte sie jedoch keine Neigung noch weiter über

Persönliches zu reden. „Keine großen Schmerzen", antwortete sie knapp.

Tina betrachtete ohne Neid ihre Kollegin. Sie selber war nicht so schlank wie Emma und die zweiundzwanzig Jahre, mit der sich Emma auf der Homepage darstellte, waren glaubhaft. Ihr tatsächliches Alter von siebenundzwanzig Jahren konnte sie getrost verschweigen.

Die Türglocke riss beide aus ihren Gedanken. Der nächste Termin stand erst für den späten Nachmittag an, also musste es sich um einen spontanen Kundenbesuch handeln.

Die Hälfte der Feier kamen ohne vorherige telefonische oder Online Anmeldung. Nicht selten waren die Prostituierten dann beschäftigt und der Gast musste unverrichteter Dinge wieder abziehen.

Jetzt, zur Mittagszeit, waren jedoch sowohl Emma als auch Tina frei und Emma fand, es sei an der Zeit, für den berühmten Sprung ins kalte Wasser. „Die Einarbeitungszeit ist vorbei", erklärte sie gut gelaunt „das ist dein Kunde."

Tina wurde augenblicklich bleich. „Du hast doch was von drei Tagen erzählt."

„Ist nicht mehr nötig", trällerte Emma und öffnete auch schon die Haustür.

Herein kam ein kleiner, untersetzter Mittfünfziger, der nervös von einem Bein auf's andere trat. Emma schätzte ihn als Erstbesucher ein. Vor Anspannung bekam er kein Wort heraus.

„Unsere Tina ist frei", zwitscherte Emma und nahm den Kunden an der Hand und führte ihn in das kleinere Zimmer. Dann schnappte sie Tina und stieß sie sanft vor sich her. „Das ist exakt deine Zielgruppe. Schicke ihn in die Dusche, dann mach deinen Job und vergiss nicht: Wir duzen alle Kunden. Sprichst du einen mit *Sie* an, bekommt er vor Schreck einen Coitus interruptus."

Tina war wenig begeistert. „Na prima. Vielleicht möchte ich ja auch lieber die jungen knackigen Waschbrettbäuche bedienen."

„Von denen gibt es bei uns nicht so viele. Sobald die ihr erste Freundin haben, verschießen die ihren Samen dort."

Tina spürte, wie ihre Knie weich wurden. Mit Emmas Humorkonnte sie jetzt gar nichts anfangen. Langsam ging sie auf das Zimmer zu.

„Und vergiss den Notruf nicht", flüsterte ihr Emma im Vorbeigehen zu.

Tina erschrak. „Meinst du, ich brauche den?"

„Nicht bei dem Kerl, aber im Hinterkopf solltest du es immer haben."

Tina nickte. Der kleine elektrische Schalter, der in jedem der beiden Zimmer diskret hinter dem Bett angebracht war, löste im Aufenthaltsraum ein Licht- und Tonsignal aus. Die Kollegin konnte zu Hilfe eilen, wenn sie nicht eben selbst mit einem Gast im anderen Zimmer zu Gange war.

Ein tiefes Sicherheitsgefühl gab Tina dieser Notruf nicht gerade und das Emma sie ausgerechnet jetzt daran erinnerte, förderte ihr Unbehagen. Mit größter Willenskraft setze sie ein Lächeln auf und schritt durch die Tür,

-

Emma arbeitete die nächsten zwanzig Minuten an der Homepage ihres Wohnungsbordells, machte zwei Termine für den Nachmittag aus und rief ihren Freund an. Der Wagen brauchte neue Reifen. Er würde sich darum kümmern.

Dann kam Tina aus dem Zimmer gestürmt. Ihr Mund war fest zusammen gekniffen. Bevor Emma fragen konnte, ob alles geklappt hat, schleuderte sie ihr die Worte ins Gesicht: „Wie kann man nur so sein Geld verdienen!"

Gleichzeitig schnappe sie sich eine Zigarette und zündete sie an.

Emma ließ es ihr dieses Mal durchgehen. Als Chefin des Ladens und selber Nichtraucherin untersagte sie allen, einschließlich den Freiern das Qualmen in der Wohnung. Tina schmiss die Kippe nach zwei Zügen ins Klo.

„Was war denn nun eigentlich los?", wollte Emma wissen. Doch bevor Bettina antworten konnte, stand der Freier im Flur. Er hatte sich in wenigen Minuten angezogen und wollte schnell raus. Auf eine Dusche hinterher verzichtete er. Wie üblich.

Emma schob Tina hinter die Tür, so dass der Gast sie nicht sehen konnte, dann gab sie dem Freier zum Abschied die Hand und den Hinweis: „Bitte das nächste Mal drinnen warten, bis dich jemand von uns holt. Wir wollen doch nicht , dass sich zwei Bekannte auf dem Flur treffen, oder?"

Der kleine Mann schaute empört auf. „Von meinen Freunden oder Verwandten würde niemand in den Puff gehen!"

Emma lächelte charmant. „Genau wie du, nicht wahr?"

-

„Er wollte in meinem Höschen kommen!", rief Tina entsetzt, als Emma wieder zurück im Aufenthaltsraum war, „Ich sollte es an seinem Ding reiben!"

„Das kostet dreißig extra", erwiderte Emma ungerührt. „Die hast du ihm hoffentlich abgeknöpft?"

„Verdammt, nein! Außerdem trage doch überhaupt keine keine Unterwäsche unter meinem Kleid!"

Emma verstand ihre neue Kollegin nicht. Sie hatte bei den beiden ersten Gästen heute vollkommen entspannt hospitiert und nun machte sie so einen Aufstand. „Wo liegt denn dann das Problem?", fragte sie leicht gereizt.

Tina fingerte eine weitere Kippe aus ihrer Schachtel.

„Das ist die Letzte hier drin", wies Emma sie zurecht, „in Zukunft qualmst du draußen."

Tina sagte nichts dazu.

„Also, was war los?"

Tina zögerte noch eine Moment, dann sprudelte es aus ihr heraus. „Als ich dem Kerl erklärt habe, dass ich unter dem Minikleid keine Unterwäsche trage, wollte er Fußerotik."

„Das kommt immer mal wieder vor", warf Emma ein.

„Ich sollte es ihm tatsächlich mit den Füßen machen!"

„Kenne ich. Das geht ziemlich in die Beinmuskulatur."

Tina lachte hysterisch auf. „Du hast ja Sorgen. Weißt du, was der Typ zum Schluss dann wollte?"

Emma schüttelte den Kopf.

„Auf meinen Füßen ejakulieren, das wollte der! Der alte Sack hat auf meine Füße gewichst!"

„So alt war der gar nicht, ich hatte schon Siebzigjährige hier."

Tina war nicht zu bremsen. „Der Mist klebt zwischen meinen Zehen!"

„Dann wasch sie eben und mach nicht so ein Theater."

Tina stürzte aus dem Zimmer. Emma konnte Würgegeräusche vom Bad her vernehmen. Ungerührt setzte sie eine frische Kanne Kaffee auf.

Während das heiße Wasser durchlief, überlegte sie zum wiederholten Male, ob Bettina die Richtige für diesen Job sei. Dann dachte sie an ihre eigenen ersten Wochen als Hure zurück und kam zu dem Schluss, dass aller Anfang eben doch manchmal schwer ist.

*

Zwei Monate später:

Der November startete neblig und verregnet. Die Tage
wurden kürzer und die Freier gaben sich in dem kleinen
Wohnungsbordell die Klinke in die Hand. Das kalte,
ungemütliche Wetter ließ die männliche Kundschaft in
kurzen Abständen kommen und gehen.

Emma hatte die Räume kuschelig drapiert. In jedem der
beiden Arbeitszimmer standen je vier Duftkerzen. Die
Heizung lief stets auf höchster Stufe und im Hintergrund
dudelte Tantra Musik.

Bettina war geblieben und hatte sich mittlerweile zu einer
Professionellen entwickelt. Sie hatte sie alle kennen
gelernt: Die schüchternen Freier, die väterlich Besorgten,
die Herrischen, die Arroganten, die Geizigen, die
Großzügigen, die Abschätzigen, die Aggressiven, die
Temperamentvollen, die Launischen, die Lustigen, die
Alten, die Jungen, die Romantischen, die Ekligen, die
Schnellkommer und die Ausdauernden. Zweimal wollten
Männer einen Dreier mit ihr veranstalten, was Tina beim
ersten Mal ablehnte. Als dann zwei Neunzehnjährige nach
ihrer Abi Abschlussfeier bei ihraufkreuzten und eben
diesen Wunsch äußerten, willigte sie ein. Es war eher
lustig. Die jungen Burschen füllten die Kondome, kaum
das Tina sie ihnen übergestreift hatte. Sie blieben
trotzdem freundlich und zur Verabschiedung gab es
Küsschen links und rechts.

Am Ende des ersten Monats machte Tina einen Termin für den frühen Abend aus. Die Stimme am Telefon erschien ihr hell, sehr nett, wenngleich ein wenig unsicher. Der Kunde kam zur verabredeten Zeit und entpuppte sich als Frau. Tina war völlig verunsichert, wie sie vorgehen sollte. Sie hatte noch nie zuvor lesbische Erfahrungen gesammelt und redete und redete. Schließlich übernahm Emma den Akt ohne zu zögern.

Die Woche darauf erschien ein Pärchen. Die Frau wollte zusehen, wie Tina von ihrem Mann, einem breitschultrigen Hünen mit Stoppelfrisur, von hinten genommen wurde. Danach sollte Tina zuschauen, wie der Mann es mit seiner Frau trieb. Die Bezahlung war fürstlich und Tina wunderte sich erneut über die Vorlieben ihrer Mitmenschen.

An einem anderen Tag wäre es beinahe zu einer Vergewaltigung gekommen. Der Kunde wollte harten, brutalen Sex ohne Kondom. Tina sah sich in der Klemme und drückte den Notruf.

Emma stand in weniger als zwei Sekunden in der Tür, sah kurz hinein und rief laut nach Ricky. Einen Ricky gab es weit und breit nicht, aber den Freier, der kein Kondom benutzen wollte, wenige Sekunden später auch nicht mehr. Fluchtartig verließ er das Appartement.

„Hast du nicht auch gerade einen Kunden?", fragte Tina atemlos. Der Schreck saß ihr noch in den Gliedern.

Emma zuckte mit den Schultern. „Das ist Manfred. Der hat Zeit und beschwert sich nie. Ein liebevoller Typ."

Manfred litt unter Trisomie 21, was Tina entsetzte. „Ist das in Ordnung? Sex mit Behinderten?"

„Erstens weiß Manfred genau, was er tut und zweitens, was soll daran denn nicht in Ordnung sein? Ich habe sogar überlegt, meine Visitenkarte im Seniorenheim am Kurpark zu hinterlegen."

Damit ließ sie Tina stehen und kümmerte sich wieder um ihren Kunden.

Während Tina das Zimmer richtete, staunte sie wieder einmal. Jetzt arbeitete sie seit zwei Monaten hier, kannte die meisten Tricks und Kniffe, aber Emma schaffte es stets auf's Neue sie zu verblüffen.

-

Im Laufe der Zeit entwickelte sich eine freundschaftliche Beziehung zwischen den beiden Frauen. Emma war froh, doch keine Fehlgriff mit ihrer neuen Kollegin gemacht zu haben und Tina zählte jede Woche mit Begeisterung ihren Verdienst.

München war ein teures Pflaster aber viele Menschen verdienten hier gut, so dass im horizontalen Gewerbe noch ordentlich Geld zu holen war. Hinzu kam das neue Anti-Prostitutionsgesetz in Frankreich. Etliche Franzosen suchten die Landeshautstadt nur für ein Stelldichein auf oder nutzten ihre Geschäftsreise, um nach der Arbeit ihre französischen Frauen mit deutschen oder osteuropäischen Prostituierten zu betrügen.

Emma sprang auf diesen Zug mit auf und ließ die Homepage von einer Agentur, die sich auf Erotik Internetseiten spezialisiert hatte, ins Französische übersetzen. Tatsächlich ging die Besucherzahl französischer Männer etwas in die Höhe. Tina konnte nicht viel mit ihnen anfangen. Emma hingegen gefiel das gehauchte *Je t'aime, mon amour* der Gallier.

Es war die letzten Novembertage, die den Beginn einer Wende im Leben der beiden Sexarbeiterinnen einläuten sollte. Gleich zu beginn der Woche, am Montag, waren zwei Kerle um die Dreißig ohne Termin bei ihnen aufgetaucht. Durch den Spion der Tür hatte Tina nur den einen sehen können, denn der zweite Mann hatte sich geschickt außerhalb es Sichtwinkels aufgehalten. Sofort nachdem sie die Tür geöffnet hatte, drängten beide herein und schubsten den Freier, den Emma eben hinaus begleiten wollte, unsanft vor die Tür.

Bedrohlich bauten sie sich vor Tina und Emma auf. Zunächst dachten beide an Vergewaltiger. Die ewige Angst von Prostituierten. Doch die zwei finsteren

Gangstertypen, die mit russischem Akzent sprachen, machten ihnen schnell klar, dass es nicht um Sex, sondern um Geld ging. Sie boten ihnen Pseudoschutz an und verlangten im Gegenzug die Hälfte der Umsätze. Am Freitag wolle man wieder kommen und das erste Geld abholen, so wie von nun an jede Woche.

„Wir können den Laden dicht machen, bei dem, was übrig bleibt", klagte Tina und fuhr sich mit der rechten Hand durch ihre neue Shag Frisur.

Es war Mittwoch Abend. Sie saßen beide am großen Tisch im Wohnzimmer und überlegten fieberhaft nach einem Ausweg.

„Wir könnten ausschließlich den Webshop betreiben", schlug Emma vor. Ihre Worte überzeugten sie selbst nicht.

„Deine getragenen Slips und dieses Zeug? Das bringt doch viel zu wenig ein!"

Emma gab ihr recht. Der kleine, mit ihrer Website verlinkte Shop, war ein netter Zusatzverdienst, aber mehr eben auch nicht. Sie überlegte, ob sie Luke, ihren Freund, um Hilfe bitten sollte, entschied sich aber dagegen. Er war kein Schlägertyp und sie hatte nicht das Recht, ihn in diese Sache mit hinein zuziehen. Sie war froh, dass Tina nichts in dieser Richtung vorschlug.

Wehmütig sah sie durch das Fenster auf die Straße, wo ihr weißer BMW-Mini im Licht der Laterne leuchtete. Nur zu gerne würde sie sich einfach in ihren geliebten Wagen setzen und fortfahren ohne jemals wieder anzuhalten. Sie konnte sich nicht entsinnen, schon einmal zuvor so niedergeschlagen gewesen zu sein. Dass mit den Russen nicht zu spaßen war, wussten beide. Mit Gewalt mussten sie sowieso rechnen, ganz gleich, ob sie sich den Gangstern fügen würden oder nicht.

„Die tägliche Autofahrt von Freising hierher stört mich schon ein bisschen. Vielleicht ist dies der richtige Moment, um woanders neu zu starten."

Emma betrachtete ihre Kollegin überrascht. „Meinst du mir macht es Spaß, jeden Tag von Dachau nach München zu gurken? Aber wenn ich aufhören oder den Standort wechseln will, dann soll es meine Entscheidung sein und nicht wegen diesen Scheiß Russen!"

Tina pflichtet ihr bei, doch Emma war noch nicht fertig. „Und sei sicher, ein neues, gut gehendes Bordell zu eröffnen ist weder einfach noch billig. Die Behörden legen dir unendlich viele Steine in den Weg und dann musst du dir erst eine gute Stammkundschaft erarbeiten. Die kommt nicht von alleine angerannt."

Tina betrachtet ihre Kollegin. Selten hatte sie diese so aufgebracht gesehen. Bis Freitag waren es noch zwei Tage und sie hatten noch immer keine Idee, wie sie die

Schutzgeldzahlung an die Russen Mafia vermeiden konnten.

„Die haben uns ausgekundschaftet", rief Emma plötzlich.

„Wie meinst du das?"

„Die haben unseren Laden mehrere Tage beobachtet, um zu checken, ob uns nicht andere Zuhälter kontrollieren."

Tina schwieg einen Moment. Der Gedanke, dass diese Kerle tagelang vor ihrem Haus herumgelungert hatten, war beängstigend. „Bescheißen ist wohl keine Option?", fragte. sie Emma.

„Vergiss es! Die kennen die Umsätze in unserer Branche genau", sie schüttelte den Kopf, „nein, das ist wirklich keine Option, ebenso wenig wie die Bullen zu rufen. Interessiert zum einen niemanden und zum anderen können wir nichts beweisen."

Es klingelte an der Tür. Emma sah auf ihre Uhr. „Mist! Das ist Rainer. Ich hatte ganz seinen Termin vergessen und zu allem Überfluss habe ich auch noch meine Periode."

„Dann spüle doch untenrum mit lauwarmen Wasser, wie immer, und verwende besonders viel Gleitgel", schlug Tina vor, die inzwischen ganz Profi in solchen Dingen war.

Emma verzog das Gesicht. „Rainer will immer die Neunundsechziger Stellung."

„Ups. Das ist schlecht, wenn Frau ihre Tage hat. Soll ich ihn dir abnehmen?"

Emma verneinte und stand auf. „Dann ist es eben so."

-

Zwanzig Minuten später rief Emma ihre Kollegin aus dem Zimmer. „Kannst du mir bitte *Gehorsam und willig* bringen?"

Sie wusste, dass Tina die nächste Stunde niemanden erwartete, also bat sie um den vom Kunden gewünschten Pornofilm.

Tina ging zum Regal und griff nach der alten VHS-Kassette. Viele Kunden mochten es, wenn Pornos nebenher liefen und es war ihnen ziemliche gleichgültig, ob das Zeug von einem alten Videorekorder kam.

„Bitte sehr." Sie gab die Kassette Emma. Zu deren Füßen kniete Rainer. Er trug eine Gummimaske und Hände sowie Füße waren mit Handschellen festgezurrt.

„Ich denke, du machst kein SM?", fragte Tina erstaunt. Sie hatten zwar ein paar Devotionalien aus der FEM-DOM Szene in ihren Portfolio, aber es war an für sich nicht ihrer beider Ding.

Emma schwang belustigt die Lederpeitsche. „Ach weißt du, bei Rainer mache ich hin und wieder eine Ausnahme." Sie bot Tina die Peitsche an. „Willst du mal?"

Tina schüttelte belustigt den Kopf.

„Doch, bitte", flehte jetzt auch Rainer. Tina beugte sich zu ihm hinunter. „Was sagt der Masochist zur Herrin? Schlag mich bitte. Und was sagt die Herrin."

Rainer wusste es nicht.

Die Herrin sagt genüsslich. „Neiiiiiin."

Emma kicherte und Rainer gluckste ein wenig. Mit finsteren Blick sah sie ihn an. „Ein *nein* gibt es bei *mir* nicht." Mit diesen Worten schwang sie die Ledergerte und Tina schloss schnell die Tür.

Zehn Minuten später stand der Kunde unter der Dusche. Emma richtete das Zimmer und staunte erneut, wie viel Geld ihr der Gast dieses Mal gezahlt hatte. Aus einem Impuls heraus tat sie etwas, dass sie noch nie zuvor gemacht hatte. Sie schnappte sich das Portemonnaie ihres Kunden und öffnete die einzelnen Fächer. Vielleicht gab es hier so viel Geld zu holen, dass sie und Tina aufhören konnten, so ihr absurder Gedanke.

Welchen Beruf Rainer nachging hatte sie nie gefragt und auch keine Vorstellung davon. Als sie jedoch seinen

Polizeiausweis in der Hand hielt, wurde ihr etwas flau im Magen. Trotzdem sah sie auch ins nächste Fach und die Fotos, die sie dort entdeckte, brachten sie auf eine verwegene Idee.

-

„Hey Rainer, setz dich zu uns und trink noch einen Kaffee mit Tina und mir."

Ihr Gast wandte sich. Eine solche Einladung stand nicht auf seinem Programm. Tina stutzte ebenfalls. Das war nicht Emmas Art. Was ging hier vor?

Nach einer weiteren Aufforderung setzte sich Rainer zu ihnen und trank vorsichtig aus dem Kaffeebecher, den er mit beiden Händen umklammerte.

„Das war gut, was wir heute ausprobiert haben, nicht wahr?", fragte Emma betont sorglos.

„Hm."

„Du möchtest das gerne öfters haben, stimmt's?"

„Ich gehe jetzt lieber."

Emma legte ihre Hand auf seinen Unterarm. „Warte noch einen Augenblick. Das, was du bei mir bekommst, verweigert dir die Mami deiner Kids, nicht wahr?"

Rainer lief rot an. „Was soll der Scheiß?"

Tina stand das Entsetzen ebenso ins Gesicht geschrieben. Das hier ging eindeutig zu weit. Bevor sie jedoch etwas sagen konnte, knallte Emma den Polizeiausweis und das Foto von zwei kleinen Mädchen im geschätzten Alter von fünf oder sechs Jahren auf den Tisch.

„Du bist also Polizeiobermeister, wie nett."

„Polizeihauptmeister", verbesserte Rainer reflexartig, „der neue Dienstgrad steht noch nicht im Ausweis."

Emma klatschte in die Hände. „Na großartig! Und das mit deinen fünfunddreißig Jahren. Hast vermutlich ein beschissenes kleines Reihenhaus, dass du noch zwanzig langweilige Jahre abzahlen musst. Zwei entzückende Töchter, die Mami dreimal pro Woche zum Geigenunterricht fahren darf", sie beugte sich auf Haaresbreite zu ihm vor; „und eine Alte, die ihre Bestimmung im Mutterdasein gefunden hat und Papi höchstens einmal im Monat an ihre Pussy lässt. Hab ich recht?" Sie erwartete keine Antwort. „Deshalb kommt mein lieber Rainer auch zu seiner Emma. Ich heiße übrigens Laura Singer. Und hier ist die gute Nachricht. Alles kann genauso bleiben wie es ist. Du kannst mich vögeln, wie du willst. Von hinten von unten von vorne und ich blase ihn dir, wie es deine bessere Hälfte nicht mal vor eurer Hochzeit getan hat."

Rainer zuckte zusammen, doch Emma legte wieder ihre Hand auf seinen Arm. „Den Hintern versohle ich dir auch und alles, was mein kleines Ferkel sonst noch will."

Rainers Gesichtsfarbe wechselte ins Purpurne angesichts der Scham, die er empfand. Im geschützten Bereich des Liebeszimmers seine Fantasien auszuleben war eine Sache. Hier im hellen Wohnzimmer über seine geheimen Vorlieben zu plaudern etwas vollkommen anderes.

Auch Tina bekam mittlerweile Teller große Augen. Was, um alles in der Welt, zog Emma hier ab?

„Du erhältst sogar Rabatt", fuhr diese fort, „deine langweilige Frau und deine zwei kleinen Engel werden niemals etwas davon erfahren, wenn ..."

„Wie viel?"

„Wie viel was?"

„Wie viel Geld wollt ihr zwei Schlampen von mir, damit ihr den Mund haltet."

„Aber Rainer, hier geht es nicht um Kohle", beruhigte ihn Emma.

„Worum dann?"

Sie berichtete ihm von dem Besuch der beiden Ganoven, die in Zukunft als ihre Zuhälter fungieren wollten. Als sie fertig war, sah sie ihrem Gegenüber tief in die Augen und stellte die entscheidende Frage. „Rainer mein Süßer. Als Polizeihauptmeister besitzt du doch sicher eine Pistole, oder?"

*

2. Gefährliche Seitensprünge

Das Haus am Gemeindewäldchen im wohlhabenden Berliner Stadtteil Zehlendorf stammte aus der Jahrhundertwende. Vor vier Jahren hatte es Heike Dobland renovieren lassen, nachdem ihre Eltern bei einem Verkehrsunfall ums Leben gekommen waren. Als einziges Kind ihrer Eltern hatte sie das Alleinerbe angetreten.

Allerdings sehr zum Verdruss ihres Gatten, Torsten Dobland. Der fühlte sich seither wie ihr Prinzgemahl und das im schlechten Sinne des Wortes.

Die beiden waren seit siebzehn Jahren miteinander verheiratet. Heike Dobland hatte konsequent ihre Karriere in der Politik verfolgt und arbeitete inzwischen als erste Parlamentarische Staatssekretärin im Bundesministerium für Familie, Senioren, Frauen und Jugend, kurz dem bmfsfj. Sie war die Leiterin der Abteilungen vier und fünf. Das hieß, ihr oblagen die Ressorts *Gleichstellung der Frauen* sowie *Kinder und Jugend.*

Torsten Dobland, zeit seines Lebens mit einem Hauch Freiheitsliebe aber auch Bequemlichkeit gesegnet, hatte vor etlichen Jahren sein eigenes Architekturbüro gegründet. Noch immer beschäftigte er zwei Angestellte, doch das Geschäft dümpelte vor sich hin. Vom Erfolg seiner Frau inspiriert und mit einer gewissen Portion Neid gepaart, wagte er den Schritt vom Architekten für

Einfamilienhäuser zum Bauplaner für Großprojekte. Gleich das erste Projekt fuhr er gegen die Wand und seither litt sein Ruf in der Branche.

Die beiden Mitarbeiter durften fortan Wintergärten, Erker und einmal tatsächlich ein Baumhaus für die verzogenen Kinder steinreicher Eltern entwerfen.

Das Paar blieb wunschgemäß kinderlos. Labrador *Kalle* bot mehr oder weniger Ersatz.

Unter der Woche hielt die Zugehfrau Antonia das Haus in Ordnung und versorgte Kalle großzügig mit Hühnchen und Streicheleinheiten.

-

Torsten Dobland stand mit der Kaffeetasse in der Hand im hinteren Gartens des Hauses seiner Frau. Der November vertrödelte dieses Jahr keine Zeit. Unter seinen Schuhen knirschten gefrorene Grashalme. Sein Blick fiel über die Fassade des Gebäudes und den Wintergarten. Seine Frau hatte auch diesen bezahlt, doch er durfte ihn entwerfen und bauen lassen. Immerhin.

Der Wintergarten war das Einzige, was ihm am Haus ohne jeden Vorbehalt gefiel. Der restliche Kasten erinnerte ihn zu sehr an die snobistischen Schwiegereltern und die kalte Aura seiner Gattin.

Sie hatte dem Haus ihren eigenen, kühlen Stempel aufgedrückt und so dominierten an der umgebauten Villa weißer Beton, Stahl und Glas. Die Inneneinrichtung spartanisch zu nennen, wäre die Übertreibung des Jahrhunderts gewesen. Die acht Zimmer, die sich auf drei Etagen mit insgesamt zweihundertzehn Quadratmetern verteilten, beinhalteten jeweils nur ein bis maximal drei Möbelstücke oder sonstige Objekte.

Klare Linien schaffen, *der Seele Raum* geben, so bezeichnete Heike Dobland ihren persönlichen Minimalismus.

Torsten Dobland nahm dies alles hin. Was sonst hätte er tun sollen? Mit zweiundfünfzig Jahren spürte er seinen Freiheitsdrang und den Wunsch nach Selbstbestimmung langsam schwinden. Überdies besaß er kein Geld, was letztlich der Hauptgrund war.

Heike Dobland öffnete die Terrassentür. „Ich muss los, die Ministerin hat um halb neun ein Meeting angesetzt."

„Viel Erfolg", erwiderte er einstudiert und dachte: Kriech du nur deiner Chefin in den Hintern!

Seit die Neue das Familienministerium führte, lief seine Frau zur Hochform auf. Aktuell arbeiteten sie an einem Gesetzentwurf zur Verbesserung der Arbeits- und Lebensbedingungen von Prostituierten.

Wie immer würde seine Frau unzählige Überstunden schieben. Vermutlich auch an den Sonnabenden arbeiten, möglicherweise auch dem ein oder anderen Sonntag.

Wie immer war ihm das ziemlich egal.

„Wann gehst du ins Büro?", fragte sie pro forma.

Torsten sah auf seine Citizen. „Bald, Liebling."

Sie nickte und verschwand. Sie würde, wie jeden Tag, mit der S-Bahn vom Mexikoplatz bis zur Haltestelle Brandenburger Tor fahren. Die halbe Stunde Fahrtzeit würde sie den Laptop quälen und ihre unterstellten Mitarbeiter mit den ersten Emails des Tages nerven.

Er sah seiner Frau hinterher. Mit dem schwarzen Kurzhaarschnitt, dem grauen Kostüm und ihrem zackigen Auftreten, sah sie exakt so aus, wie man sich eine erfolgreiche Frau im Berliner Politikbetrieb vorstellte.

Dobland fand ihr Aussehen im Prinzip sexy, doch die Zeiten, in denen sie Leidenschaft füreinander empfanden, gehörten der Vergangenheit an.

Der Attraktivität seiner siebenundvierzig jährigen Frau standen seine zweiundfünfzig Jahre allerdings in nichts nach. Er war drahtig, schlank und stets Solarium gebräunt. Die Frauen liebten seine silber grauen Haare, deshalb ließ er sie nicht färben. Seine Potenz hatte ihn seit seinem vierzehnten Lebensjahr nicht im Stich gelassen. Die

Einzige, die das seit Jahren immer häufiger ignorierte, war Heike Dobland, seine Frau.

Für einen Augenblick stellte er sich vor, ob er zu ihr gehen würde, wenn sie eine Prostituierte wäre und er sie nicht kennen würde. Er fand keine klare Antwort und vertiefte den Gedanken nicht weiter. Er war dankbar, dass Berlin über eine Vielzahl diskreter Bordelle verfügte. Besonders freute ihn allerdings das Bargeld, welches ihm seine Kunden für den ein oder anderen Bau eines Wintergartens gaben. So umging er das Finanzamt einerseits und war doch immer flüssig genug, um eben jene Etablissements aufzusuchen.

Labrador Kalle riss ihn aus seinen Gedanken. Der Rüde stupste ihn mit der feuchten Nase an. Jetzt war Gassizeit.

Dobland strich dem freundlichen, vier Jahre alten Hund über den Kopf. „Also gut mein Freund, drehen wir eine Runde."

Zu Kalles Freude hatte es Herrchen auch heute morgen mal wieder überhaupt nicht eilig ins Büro zu kommen.

Mittlerweile war auch Antonia eingetroffen. Sie machte gerade die Betten der Doblands und Torsten winkte der alten Portugiesin von draußen zu. Dann fiel ihm etwas ein und er ging schnell ins Haus zurück.

„Aber das wollte ich doch heute morgen mit den anderen Hemden zusammen bügeln", hielt ihn die Haushälterin auf.

„Oh, das geht zur Kleiderspende."

„Aber es ist doch noch gut."

„Wie gesagt, es geht in den Kleidercontainer. Ich mag es nicht mehr."

Antonia zuckte mit den Schultern. Wer so viel Geld, wie die Doblands besaß, warf eben auch noch gut erhaltene Kleidung weg.

Doch vor allem war sie froh, dass sie zumindest heute morgen nicht mit Kalle laufen musste. Mittwochs stand Hemden und Blusen bügeln auf dem Programm und die Doblands besaßen viel zu viel davon. Es war schon schwierig genug, die Mittagsrunde mit dem Hund in ihr Tagesprogramm einzuflechten.

Torsten Dobland stopfte das Hemd unter seine Jacke. Bei der nächsten Gelegenheit würde er das Teil in einen Papierkorb im Gemeindewäldchen werfen. Er dachte an die blöde Nutte, die vor Freude über das üppige Trinkgeld seinen Hals abgeknutscht und dabei den Hemdkragen mit ihrem Lippenstift versaut hatte.

Dobland hatte keine Ahnung, ob so etwas beim Waschen wieder hinaus ging und er wollte es auch gar nicht ausprobieren. Das Teil musste weg – Basta!

Kalle sah den Zipfel, der unter der Jacke heraus ragte. Gekonnt schnappte er danach und rannte mit dem Hemd davon. Das Spiel, welches *flitzendes Herrchen* hieß, gefiel ihm von Mal zu Mal besser.

Den Berlinern mag irgendwann der Himmel auf den Kopf fallen, aber sie müssen nicht befürchten, vom Haus gegenüber erschlagen zu werden. Dafür sorgt seit 1887 die Baupolizeiordnung. Sie legte fest, dass Mietshäuser nicht höher sein dürfen als die Straßen breit sind.

Torsten Dobland wusste nicht, weshalb ihm gerade jetzt dieser Spruch seines früheren Uni-Professors einfiel. Die alte Verordnung, die dafür sorgte, dass Berlin nicht, wie New York, in Häuserschluchten versank, galt auch heutzutage noch in bestimmten Baugebieten. Ihm gefiel der Gedanke, dass die Menschen ein anständiges Zuhause haben sollten. Wehmütig überkamen ihn die Erinnerungen an seine Studentenzeit. Wenig Geld, viel Spaß. Genau das war sein Lebensmotto seinerzeit und im Nachhinein empfand er diese Zeit als die Glücklichste seines Lebens.

Er trommelte mit den Fingern auf das Lenkrad des Audis, den er in Sichtweite seines Büros geparkt hatte. Von hier aus konnte er die Lichter im Büro sehen. Seine beiden Mitarbeiter arbeiteten bereits.

Dobland hatte Kalle nach der Morgenrunde wieder ins
Haus gebracht. Der hatte sich von Antonia ein Stück
Hühnchen geschnappt und döste mittlerweile zufrieden
auf dem Sofa.

-

Es war lächerlich auf das Leben eines Labradors
eifersüchtig zu werden, doch so ganz konnte er diesen
Gedanken nicht beiseite schieben. Die Anschaffung des
Hundes hatte seine Frau vorgeschlagen, wohl in der
Hoffnung, die Lücke des fehlenden Nachwuchses damit
schließen zu können.

Was für ein dämlicher Einfall. Dennoch mochte er den
Hund und ging mittlerweile öfters mit ihm in die Natur
als seine Frau Heike.

Er trommelte noch immer auf das Lenkrad. Ihm war auch
klar, was das bedeutete. Nämlich, dass er mal wieder kein
Verlangen auf sein Büro, seine Arbeit und seine beiden
Angestellten hatte. Heike würde nicht anrufen und sich
nach ihm erkundigen oder gar sich mit ihm zum
Mittagessen verabreden. Nein, dafür war sie viel zu
beschäftigt. Sie musste auch heute wieder die Welt retten,
so seine giftigen Gedanken.

Er fuhr seinen Tablet-PC hoch. Inzwischen war es fast
zehn Uhr. Bis zu seinem Lieblingsbordell in Berlin-
Frohnau würde er um diese Uhrzeit eine dreiviertel
Stunde benötigen. Um elf machte der Laden auf. Das

passte. Torsten Dobland hatte seine Entscheidung getroffen. Er zückte sein Handy und wählte die Nummer seines eigenen Büros.

„Guten Morgen Ralf, ich bin es, Torsten. Heute komme ich erst nach dem Mittag."

„Besprechung mit einem Kunden?"

„So ist es. Ich habe da möglicherweise einen fetten Auftrag an der Angel."

„Könnte uns allen nicht schaden."

Dobland grollte innerlich. Das Gejammer seiner Mitarbeiter hörte er nun schon seit Wochen, wenn nicht Monaten. Sie wollten mehr Gehalt und wenn schon nicht das, dann wenigstens die pünktliche Auszahlung desselben.

„Ich sehe zu, dass ich den Auftrag an Land ziehe", entgegnete er ungerührt und legte auf.

-

Heike Dobland schaute aus dem Fenster ihres Büros in der Glinkastraße. Seit sie vor fast neun Jahren im Familienministerium angefangen hatte, ging ihre Karriere nicht rasend, aber stetig bergauf. Das änderte sich grundlegend mit dem Einzug der neuen Familienministerin. Sie spürten von Anfang an die gleiche Wellenlänge und die Ministerin protegierte Heike Dobland wo sie nur konnte.

So kam es, dass sie seit einem Jahr erste Parlamentarische Staatssekretärin für die Bereiche *Gleichstellung* sowie *Kinder und Jugend* war. Besonders der erste Bereich lag ihr am Herzen. Der Preis dafür waren noch mehr Überstunden und eine Ehe, die den Namen kaum mehr verdiente. Dennoch empfand sie eine vertraute Bindung zu ihrem Mann. Die vielen Jahre des Zusammenseins verbaten ihr den Gedanken an eine Scheidung. Davon abgesehen, fehlte ihr die Zeit für so etwas.

Sie wandte sich wieder ihren Unterlagen zu. Das Meeting hatte vor zwanzig Minuten geendet und es gab etliche Punkte abzuarbeiten. Die Idee der Ministerin, in Deutschland ähnliche Gesetze wie in anderen europäischen Ländern auf den Weg zu bringen, nämlich die gewerbsmäßige Prostitution strikt einzuschränken, stieß bei ihr auf fruchtbaren Boden. Niemand im Team machte sich jedoch Illusionen darüber, wie steinig dieser Weg sein würde. Die Gesetzesvorlage sah bei genauerer Betrachtung nicht weniger als ein Verbot des ältesten Gewerbes der Welt vor.

Heike Dobland seufzte. Die Widerstände würden enorm sein. Gleichzeitig genoss sie die Vorstellung, ihr Mann hätte keine Gelegenheit mehr für seine Hurerei. Sie mochte wenig Zeit für ihn haben und ihre Leidenschaft ihrem Beruf opfern, aber sie war nicht dumm. Schon lange wusste sie, dass er seine Begierden in der käuflichen Liebe auslebte.

„Frau Staatssekretärin, die von ihnen angeforderten Unterlagen sind eingetroffen."

Heike Dobland nickte und wies ihren Mitarbeiter an, die Papiere auf den Tisch zu legen. Es handelte sich um die Gesetze der europäischen Länder, in denen Prostitution unter Strafe stand. Die Ministerin hatte ihr die Aufgabe übertragen, nach einer gemeinsamen Linie in diesen Regelwerken zu suchen. Auf diesen Daten sollte dann der eigene Gesetzesentwurf basieren.

Noch war die Sache mehr oder weniger geheim. Weder der Koalitionspartner noch die Opposition sollten zu früh davon erfahren. Die Devise war, das Gesetz noch in der laufenden Legislaturperiode durchzubringen. Deshalb war es unumgänglich, dass die Gegner so spät als irgend möglich ihre Geschütze in Stellung bringen konnten.

Und Gegner würde es en masse geben. Oh ja, da machten weder sie noch die Ministerin sich etwas vor.

Sie warf einen Blick auf die Papiere. Der Stapel war höher, als befürchtet.

Ihr Assistent stand noch in der Tür. „Sonst noch was?", fragte sie kurz angebunden.

Er schüttelte den Kopf und verschwand.

Das Telefon klingelte. Es war Antonia, ihre Haushälterin. „Ich wollte sie eigentlich nicht stören, Entschuldigung.“

„Was gibt es Antonia?“

„Herr Dobland ist nicht in seinem Büro.“

„Und?“

„Kalle muss zum Tierarzt.“

„Was hat er?“

„Er muss heute morgen etwas unterwegs gefressen haben. Er hat sich schon zweimal auf dem schönen Teppich übergeben. Ich weiß nicht, wie ich das je wieder sauber bekommen soll, meu deus!“

Heike mochte es normalerweise, wenn Antonia portugiesisch sprach, aber es war definitiv der falsche Augenblick. „Hören Sie Antonia, gehen Sie bitte mit Kalle zum Tierart. Die Praxis ist nur zwei Straßen weiter.“

„Maldito! Das Büro ihres Mannes ebenfalls.“

Der Assistent steckte schon wieder seine Nase in Ihr Büro. Sie scheuchte ihn mit einer Handbewegung hinaus.

„Antonia, bitte. Ich weiß im Moment auch nicht, wo mein Mann ist. Vermutlich hat er einen Außentermin." Das glaubte sie zwar selber nicht, aber die Eskapaden ihres Göttergatten gingen die Haushälterin nichts an.

„Ich habe eigentlich bald Feierabend."

„Antonia, sie bekommen es extra bezahlt, versprochen."

„Tão bom, ich tue es für Sie Frau Dobland und für den Hund."

„Ich weiß Antonia und vielen Dank."

Sie legte auf und augenblicklich stieg die Wut in ihr auf. Ihr Mann lehnte jede Verantwortung ab. Wenn es um ihn selber ging, war das seine Sache, doch den Hund zu vernachlässigen, das brachte sie in Rage. Zugleich war ihr bewusst, dass sie heute Abend weder die Kraft noch die Geduld für langwierige Diskussionen haben würde. Wo ihr Mann sich momentan aufhielt, darüber musste sie nicht lange rätseln. Ein weitere Grund, das neue Gesetz zügig auf den Weg zu bringen.

-

Im Haus der Doblands am Gemeindewäldchen in Berlin Zehlendorf knisterte gemütlich das Kaminfeuer. Es war seit Stunden dunkel, doch die Jalousien waren noch nicht hinabgelassen. Den Vorbeigehenden bot sich das Bild einer behaglichen und heimeligen Atmosphäre. Kalle lag auf seinem Schaffell und knabberte zufrieden an seinem Ochsenziemer. Sein Magen war auf dem Weg der Besserung.

Torsten Dobland zappte missmutig durch die verschiedenen Fernsehprogramme. Den Zettel von Antonia sowie die Rechnung des Tierarztes hatte er noch nicht bemerkt. Beides lag auf dem Küchentisch.

Gegen Mittag hatte er kurz im Büro vorbeigeschaut und seinen Mitarbeitern etwas von einem neuen Auftrag erzählt. Die Reklamationen wegen zweier Wintergärten im Wedding, deren Besitzer wegen der niedrigen Raumtemperatur Beschwerde eingelegt hatten, ignorierte er.

Allesamt Idioten, dachte Dobland. Wollen kaum Geld ausgeben für Isolierung und Heizung und wundern sich, wenn im Winter keine tropische Hitze in ihren bescheuerten Glaskästen herrscht.

Kalle sah kurz auf und Torsten nickte dem Hund zu, der fröhlich wedelte und weiter an seinem getrocknetem Ochsenschwanz knabberte.

Die Sportsendung wurde von der Werbung unterbrochen und Dobland ärgerte sich wieder einmal darüber, dass sofort die Lautstärke des Fernsehers um zwanzig Dezibel hinauf ging.Eine kühle Schwarze in einem Minikleid hauchte den Namen eines Parfums in die Kamera. Für einen Moment überlegte er, genau diesen Duft seiner Frau zu Weihnachten zu schenken, verwarf den Gedanken jedoch wieder. Seine Kasse war knapp. Heute hatte er dreihundert Euro in *Tamaras Schmuseoase* in Frohnau ausgegeben. Er ließ sich anderthalb Stunden massieren und verwöhnen, gab den großen Macker und zahlte mit Geld, das er eigentlich nicht zur Verfügung hatte.

Er war befriedigt, aber nicht zufrieden.

Dobland schenkte sich ein weiteres Glas Rotwein ein. Seine Gedanken schweiften an frühere Zeiten, in denen er mit seiner Frau mehr unternommen hatte. Und sofort stach der Ärger wie ein Stachel ins ein Herz. Die vielen Absagen ihrerseits in den letzten zwei bis drei Jahren ließen ihn wütend werden. Da waren zum Beispiel die drei Tage, die sie vorletztes Jahr über Ostern auf Rügen verbringen wollten. Selbst am Abreisetag musste sie morgens ins Büro. An Ostern! Noch jetzt packte ihn die Rage, wenn er daran dachte. Dann der Urlaub dieses Jahr. Nach Monaten ununterbrochenem Arbeitens sollte es für zehn Tage nach Barbados gehen. Natürlich war das Ministerium wieder einmal wichtiger. Der Urlaub wurde storniert und sie hockten vier Tage im Spreewald in einer kleinen Fischerhütte. Der Dauerregen verbesserte die

Stimmung nicht und außer einem einzigen Pflichtsex waren die Tage verschenkt.

Da waren auch noch die kleinen Freuden des Lebens. Theater, Kino, Wellness und so weiter. All die Dinge, mit denen zumindest die Pärchen, die er kannte, ihre Freizeit verbrachten. Auch hier Fehlanzeige. Kam seine Frau spät Abends nach Hause, schenkte sie sich das obligatorische Glas Prosecco ein und dann wurde der Laptop aufgeklappt. Mit konzentrierter Miene, oft schon im Bademantel oder Nachthemd, ging sie die Arbeit des Tages durch und bereitete die Sitzungen für den nächsten Werktag vor.

Kalle spitzte die Ohren. Jetzt hörte Dobland es auch. Der Schlüssel in der Haustür verkündete die Ankunft von Frauchen und Gattin. Freudig rannte der Rüde zur Tür, sprang zunächst an Heike Dobland hoch, um sich dann rücklings fallen zu lassen und ihr den Bauch hinzustrecken.

„Geht es dir wieder besser?", fragte sie Kalle, der aufgeregt mit der Rute schwänzelte.

Ihr Mann hatte die Worte vernommen, konnte sich aber keinen rechten Reim darauf machen. Wieso sollte es dem Hund besser gehen? War es ihm schlecht gegangen?

„Hast du heute irgend etwas mitbekommen?", fragte sie ärgerlich. Die Rechnung des Tierarztes auf dem Küchentisch war ihr sofort ins Auge gestochen. Jetzt hielt sie diese ihrem Mann vorwurfsvoll hin.Torsten Dobland sah seine Frau mit hoch gezogenen Augenbrauen an, erwiderte aber nichts. Er hatte keine Ahnung, was es schon wieder zu Nörgeln gab.

„Zum Beispiel, dass Kalle heute dringend zum Tierarzt musste?", hakte sie unerbittlich nach.

„Kalle?"

„Ja, Kalle. So heißt unser Hund, falls du dich erinnerst."

„Und wieso? Ich meine, wann denn?"

„Weil er sich den Magen verdorben hatte. Gegen Mittag. Antonia wollte dich erreichen, aber du warst nicht im Büro und deine Mitarbeiter hatten keinen blassen Schimmer, wo du gewesen bist. In ihrer Not hat unsere Haushälterin dann mich angerufen. Im Ministerin."

„Du bist wohl als Staatssekretärin zu gefragt, um für unseren Hund da zu sein."

„Das ist eine idiotische Antwort!"

Torsten Dobland sah sich in die Defensive gedrängt. Was sollte er noch sagen?

„Erspare uns beiden bitte jegliche Heuchelei. Ich will gar nicht wissen wo du gewesen bist."

Sie legte die Rechnung ohne weitere Worte zurück auf den Küchentisch. Während sich seine Frau ein Bad einlaufen ließ nahm Dobland die Rechnung, den Behandlungsplan des Tierarztes sowie die übrige Post und überflog alles ohne großes Interesse.

„Ich hatte einen wichtigen Außentermin", rief er seiner Frau zu, die gerade ins Badezimmer ging. Eine Reaktion erhielt er nicht.

Nach einer halben Stunde erschien Heike Dobland im Wohnzimmer mit einem Glas Prosecco in der Hand. Ihr Bademantel rutschte auf und er konnte einen Blick auf ihre noch immer wohl geformten Brüste werfen. Er empfand keinerlei Regung, was ihm seltsamerweise enttäuschte. Sie setzte sich ihm gegenüber und trank das Glas in wenigen Zügen leer.

„Wie laufen denn die Geschäfte?"

„Ganz ordentlich", log Torsten.

Heike nahm es amüsiert zur Kenntnis. „Ich habe nächste Woche sowieso einen Termin bei unserem Steuerberater. Dort bekomme ich sicherlich eine ehrliche Antwort."

Torsten Dobland war zutiefst gekränkt. Die Tatsache, dass sie recht hatte, störte ihm am aller meisten.

Heike zeigte auf die Werbebroschüre in seiner Hand. „Was hast du da?"

Er betrachtete das Hochglanzprospekt. „Eine Einladung für einen Architekturkongress in München."

Sie zuckte mit den Schultern. Eigentlich war es ihr egal. „Ich gehe ins Bett. Gute Nacht."

-

Dobland saß fast zehn Minuten regungslos auf dem Sofa. Die Demütigung seiner Frau setzte ihm zu und doch er würde bei ihr bleiben. Diese Gewissheit kam der nächsten Demütigung gleich. Die Frage war: Wie lange würde seine Frau ihn noch ertragen beziehungsweise behalten?

Er stand auf und legte die Prospekte auf den kleinen Wohnzimmertisch. Dabei fiel sein Blick auf die offene Tasche seiner Frau. Er hatte sich nie sonderlich für ihre Arbeit interessiert, doch die Überschrift auf dem ersten Blatt der Unterlagen weckte seine Neugier:

GESETZESNOVELLE ZUR ANNULIERUNG DER ERLAUBNIS DER GEWERBLICHEN SEXUELLEN DIENSTLEISTUNGEN

Tosten Dobland musste die Überschrift zweimal lesen, um das Behördendeutsch zu entziffern. Wollte die Regierung die Prostitution verbieten? Half seine Frau dabei mit? Das klang völlig anders, als sie ihm neulich berichtet hatte. Solch ein Vorhaben war hochgradig lächerlich. Das älteste Gewerbe der Welt würde ewig Bestand haben. Oder nicht?

Es ließ sich nicht leugnen, dass in Frankreich und Schweden mit solchen Gesetzen ziemliche Erfolge im Kampf gegen das horizontale Gewerbe erzielt worden waren. Andere europäische Länder liebäugelten bereits mit ähnlichen Intentionen.

Aber gerade in Deutschland?

Dobland wusste nicht, was er von der Sache halten sollte. Er riskierte einen Blick in ihr Schlafzimmer. Heike schlief bereits. Vorsichtig zog er den Stapel Unterlagen aus ihrer Tasche und ging damit in sein Arbeitszimmer. Er hätte keine Grund nennen können, doch aus einem Impuls heraus kopierte er den gesamten Inhalt der Rohfassung des Gesetzesvorschlags. Vorsichtig steckte er die Papiere zurück in die Tasche seiner Frau. Dann fiel sein Blick wieder auf das Prospekt, mit dem der Veranstalter ihn zu dem Kongress der Architekten nach München einlud. Nächste Woche hatte er nichts vor und ein bisschen Luftveränderung würde ihm gut tun.

Er fuhr seinen Computer hoch. Um das Nützliche mit dem Angenehmen zu verbinden, startete Dobland die Suchfunktion seines Browsers und ließ sich sämtliche Bordelle und Massagetempel der bayrischen Landeshautstadt aufzeigen.

Genüsslich blätterte er fast eine Stunde lang durch die Internetseiten. Das Angebot war riesig und abwechslungsreich. Das alles wollten diese Ministerin und seine Frau ihm vorenthalten?

Den Kongress könnte er getrost sausen lassen, dachte er. Wozu Zeit mit seinen Mitbewerbern verplempern, wenn die Damen der Rotlichtszene ihn erwarteten? Nach weiteren zehn Minuten fixierten seine Augen zwei Frauen, die ihn in knappen Dessous von ihrer Website anlächelten. Geradezu magisch angezogen ertrank er in ihren Gesichtern. Besonders die eine hatte es ihm angetan. Sie war sehr jung, besaß elfenbeinfarbene Haut und ihre grünen Augen schienen ihn zu durchdringen. Sie nannte sich Emma oder es war eben ihr Künstlername.

Dobland schrieb sich die Telefonnummer und die Anschrift in München-Schwabing auf einen kleinen Zettel, den er gut in seiner Geldbörse versteckte. Danach löschte er seinen Internetverlauf, schaltete den PC aus und gönnte sich noch ein Glas Rotwein.

*

3. Unruhige Zeiten

Rainer, der Polizist, hatte Wort gehalten. Als die beiden
Ganoven der Russen Mafia zum ersten Mal abkassieren
wollten, zeigte er seinen Dienstausweis und streifte seine
Lederjacke zur Seite. Der Anblick der Dienstwaffe schien
mehr Wirkung zu haben als der Polizeiausweis. Wie auch
immer, die Kerle verschwanden und waren seither nicht
mehr aufgetaucht.

Emma hätte jubeln können vor Freude. Dass ihr Plan so
gut aufging, hätte sie nicht zu träumen gewagt. Sie fand
Rainer regelrecht kühn und wagemutig, wie er lässig
seine Knarre zeigte. Sie machte aus ihrer Bewunderung
keinen Hehl und wollte ihn auf eine kostenlose
Extrarunde im großen Liebeszimmer einladen, doch der
Polizist ließ sie abblitzen. Die demütigen Worte ihres
letzten Auftrittes wirkten noch nach.

-

Nach dem Schrecken mit den russischen Zuhältern kehrte
für kurze Zeit eine gewisse Routine ein. Emma und Tina
bedienten ihre Kundschaft, bei der das Geld in der
Vorweihnachtszeit traditionell locker saß. Der freie
Sonntag blieb ihnen nach wie vor heilig, doch sonst
arbeiteten sie hart von Montag bis Sonnabend. Die
üblichen Arbeitszeiten von zwölf bis zweiundzwanzig
Uhr unter der Woche und bis zwanzig Uhr an den
Sonnabenden verlängerten sie immer wieder nach hinten.

Trotz der hohen Miete und der sonstigen Unterhaltskosten sparte Tina so viel Geld wie nie zuvor in ihrem Leben und Emma liebäugelte ernsthaft mit dem Erwerb einer Eigentumswohnung. Ungeachtet des Geldes war der Job hart und nicht selten eklig. Ihre Gespräche in den Pausen drehten sich meist um die Frage, was man tun werde, wenn die Zeit des Anschaffens irgendwann vorbei sein würde.

Emma hielt an ihren Plänen, eines Tages eine Ausbildung zur Podologin zu absolvieren und sich mit einer eigenen Praxis selbstständig zu machen, fest. Tina Zukunftspläne hingegen waren eher diffus und ohne festes Ziel.

Dass sie schon bald neue, für sie gänzlich unbekannte Erfahrungen machen würden, ahnten die beiden zu diesem Zeitpunkt nicht im entferntesten. Die gerade wieder begonnene Routine würde in den nächsten Tagen wie ein Kartenhaus zusammenfallen.

Es fing zunächst harmlos, eher amüsant an. Am zweiten Advent gönnte sich Emma einen Tag zur Entspannung in ihrem bevorzugten Wellness Bad. Die Mitarbeiterin an der Kasse begrüßte sie mit ihrem richtigen Namen, Laura. Sie war eine ehemalige Schulfreundin von Emma und eine der wenigen, die wussten, welchem Erwerb sie nachging. Als Emma im ersten Moment nicht auf ihren tatsächlichen Vornamen reagierte, amüsierte sich die frühere Mitschülerin. „Bist du immer noch im selben Gewerbe tätig? Oder hast du deinen Namen geändert?"

Emma zögerte einen Augenblick. Niemand stand in der Nähe, deshalb antwortete sie freimütig: „Zum Glück ist Sonntag. Ich brauche heute eine Auszeit von dem Scheiß Job. Und ja, manchmal verwechsele ich in der Tat meine Namen."

Die Freundin lächelte. „Wolltest du nicht irgendwann aufhören?"

Laura sah sie nur vieldeutig an und zuckte mit den Schultern. „Gib mir einfach eine Tageskarte für Schwimmen und Sauna." Die Fragestunde war zu Ende.

Sie zahlte achtzehn Euro und ging zum Drehkreuz.

„Viel Spaß", rief ihr die Kassiererin hinterher.

Emma winkte zum Dank und hoffte, dass die nächsten Stunden ihr auch wirklich etwas Freude und Abstand bringen würden.

Während sie zu den Umkleidekabinen ging, nahm sie aus den Augenwinkeln eine Erscheinung war, die sie für einen Moment stocken ließ. War das nicht dieser Freier von letzter Woche, der gerade zu den Männerkabinen ging? Eben jener selbstherrliche Kerl, der sie so herablassend behandelt hatte? Wie hatte er sie genannt? *Meine immerfeuchte Bitch.*

Emma schauderte, wenn sie an den über und über schwarz behaarten Widerling dachte. Er hatte Sex von hinten gewollt, die Doggy Style Stellung. Dabei war er mit starker Wucht in sie eingedrungen. Es war einer Vergewaltigung gleichgekommen. Er wollte sie besitzen, sie demütigen, sie benutzen. Mit brutalen Stößen hatte er sie eine schier endlose Zeit penetriert.

Emma hatte nicht gewagt vorher abzubrechen oder gar ihn hinaus zuwerfen. Tina war beim Zahnarzt gewesen und sie hatte gebetet, dass sie schnell fertig werden würden. Doch der Vierzigjährige war ausdauernd. Er schöpfte die gesamte Stunde, die er gebucht hatte, voll aus. Und selbst danach ließ er sich endlos Zeit. Ging ausgiebig duschen und spazierte dann nackt in den Aufenthaltsraum, der für Kunden eigentlich tabu war. Sein Glied war nach wie vor erigiert. Er bedeutete Emma, dass er Lust auf eine zweite Nummer hätte. Sie wies ihn ab mit der Begründung, der nächste Termin stände unmittelbar bevor.

Nach einigem Hin und Her ging der Kerl schließlich. Emma saß danach noch eine halbe Stunde am Tisch und versuchte sich zu sammeln. Die Gefahr, die von dem Freier ausgegangen war, konnte sie physisch spüren. Eine unterschwellige Aggressivität drang permanent an seine Oberfläche.

Zweimal läutete es an der Tür, doch sie ignorierte das Klingeln. Termine waren nicht ausgemacht und die

Laufkundschaft war ihr egal. Überdies hatte sie Sorgen, dass der Mann wieder kommen würde.

Als nach weiteren zwanzig Minuten endlich Tina vom Zahnarzt zurückgekommen war, beruhigte sich Emma nach und nach. Sie berichtete Tina von dem unheimlichen Freier und stieß auf großes Verständnis bei ihrer Kollegin. Sie hatte ähnliche Erfahrungen gemacht. Aber jetzt, in diesen Minuten, schmerzte ihr der Kiefer und sie schlug Emma vor, Feierabend zu machen. Es war nach fünf und sie machten den Laden für diesen Tag zu und gingen zu ihrem nahegelegenen Lieblings Italiener.

-

Die Erinnerung überkam Emma mit voller Wucht. Sollte genau dieser Typ hier und heute im gleichen Wellness Tempel wie sie sein? Unmöglich war es nicht. Die Wahrscheinlichkeit, sich über den Weg zu laufen, war durchaus gegeben. Zweimal hatte sie in den Jahren zuvor ehemalige Kunden außerhalb des Bordells getroffen. Einmal im Supermarkt und ein anderes Mal den Freier mit seiner Frau in einer Filiale der Post. Beide Male hatten die Männer sie demonstrativ übersehen. Emma machte das Spiel mit. Es war nicht in ihrem Interesse, die Kundschaft in der Öffentlichkeit bloß zu stellen.

Der vermeintliche Freier von letzter Woche war inzwischen in eine der Umkleidekabinen verschwunden. Sie beschwor die Gedanken nochmals herauf und war sich nun vollkommen sicher, dass keine Verwechslung vorlag. Die Figur, der Kopf und sogar die dunkle Behaarung, die sich vom Rücken übergangslos auf den Hals ausdehnte. All das weckte keine gute Erinnerung in ihr.

Das Bad zu verlassen und nach Hause zu gehen war keine Alternative. Sie hatte bezahlt und ob sie ihre ehemalige Klassenkameradin an der Kasse den Eintrittspreis zurück erstatten würde, war mehr als fraglich.

Sie nahm ihren Mut zusammen und betrat die Kabine. Nach dem sie ihre Kleidung abgelegt hatte, steckte sie den Bikini in ihre Badetasche und zog lediglich den Bademantel an. Sie hatte vor, zunächst ausgiebig zu saunieren und erst später schwimmen zu gehen. Die Räume mit den unterschiedlichen Saunen durften im Bademantel betreten werden, im Saunabesuch selbst war Kleidung untersagt.

Emma legte sich zu Beginn für eine Viertelstunde in den Warmwasserpool. Hier genoss sie den Sprudel. Die Blasen massierten ihren Nacken und sie seufzte wohlig. Im Becken saßen zwei ältere Damen, die ihr freundlich zunickten. Sofort danach suchte sie die künstliche Höhle mit dem Dampfbad auf. Die Temperaturen betrugen fünfzig Grad. Eine Wohltat bei dem nasskalten Wetter.

Es war Emmas üblicher Ablauf. Zuerst der Whirlpool, dann kam das Dampfbad an die Reihe und zu guter Letzt ließ sich fünf Minuten in der Sauna aufheizen. Dann folgte die obligatorische halbe Stunde Ruhe. Nun die zwanzig Minuten Schwimmen und zum Abschluss noch einmal in die Dampfgrotte.

So sollte es dieses Mal sein und bis zum Dampfbad lief alles wie gewohnt. Sie tauchte aus dem Nebel der Höhle auf, legte ihren Bademantel wieder an und ging die wenigen Meter bis zur eigentlichen Sauna. Vor der Holztür befand sich ein zwei Meter hohes und ebenso breites Regal. Emma legte ihre Schwimmtasche in eines der Fächer. Danach zog sie ihren Bademantel aus und legte ihn dazu. Unbekleidet betrat sie die Trockensauna. Es waren keine anderen Gäste zugegen, was ihr im ersten Moment nicht unangenehm war. Sie schloss die Tür und breitete ihr kleines Handtuch gegenüber des Aufgusses auf der unteren Holzbank aus. Sie hatte kaum Platz genommen, als die Tür aufging und der widerlichste Gast, den sie je als Prostituierte bedient hatte, eintrat. Er war keineswegs überrascht, sie hier zu sehen. Ganz im Gegenteil. Sein Grinsen sagte ihr, dass er sie zuvor schon entdeckt haben musste und nur darauf gewartet hatte, sie allein in der Sauna abzupassen.Die Gänge zwischen den Räumen und der Wasserwelt sowie die dämmrige Beleuchtung gaben gute Verstecke ab.

„Bist du schon feucht?", fragte er gierig und fummelte gleichzeitig an seinem Ding.

Emma war wie erstarrt. Sie wollte überhaupt nichts sagen, nur raus hier. Und dann diese abstoßende Behaarung am ganzen Körper. Der Kerl deutete ihren Blick richtig und versperrte mit seinem Bein den Ausgang. Mit voller

Absicht hatte er sich direkt neben die Tür gesetzt. Emma hoffte inständig, dass andere Gäste kommen und ihr helfen würden, doch ihr Wunsch blieb ungehört.

„Willst du probieren?", fragte der Mann und zeigte auf seinen inzwischen steifen Penis.

„Ich kotze gleich", schleuderte ihm Emma die Worte entgegen. Sie war froh, dass sie ihre Sprache wieder gefunden hatte, wenngleich sie noch immer hier drin gefangen war.

Der Kerl ließ sich nicht beirren. Mit süffisantem Grinsen grapschte er nach Emma. „Komm schon, stell dich nicht so an. Sonst tust du es den ganzen Tag", er rieb Daumen und Zeigefinger aneinander, „vielleicht zahle ich ja sogar etwas, wenn du gut bläst."

„Auf dein Geld scheiß ich", erwiderte Emma und rief laut um Hilfe.

Als Antwort erhielt sie ein höhnisches Lachen, aber niemand kam, um ihr zu helfen. Sie überlegte, ob sie dem Kerl von oben in sein Gemächt boxen konnte. Sie wusste, dass sie dabei blitzschnell sein musste. Als könne er ihre Gedanken lesen, kniff er ihr in die Brust und rieb weiter an seinem Schwanz. Emma schrie auf und stolperte in die hinterste Ecke der Sauna. Die Tür ging einen Spalt auf und ihr Peiniger legte schnell ein Handtuch über sein Geschlechtsteil. Leider war die Tür sofort wieder zu. Jemand suchte wohl die Dampfgrotte und nicht die Sauna.

Diesen Moment nutzte Emma geistesgegenwärtig. Sie schnappte sich die Schöpfkelle und schleuderte einen Schwaps des heißen Aufgusses dem Mann in die Visage. Der schrie laut auf und hielt sich die Hände vor sein Gesicht. Im Nu war sie draußen und rannte zu den Umkleideräumen. Atemlos setzte sie sich hin und überlegte, ob sie den Kerl anzeigen oder wenigstens dem Bademeister melden sollte. Sie entschied sich in beiden Fällen dagegen. Es würde heraus kommen, dass sie eine Prostituierte war. Ihre Glaubwürdigkeit wäre untergraben und was weitaus schlimmer war: Man würde ihr vermutlich ihre Würde nehmen. Eventuell den Aussagen des Mannes, der ihr nachgestellt hatte, sogar mehr Glauben schenken als ihr. Er könnte alles erzählen. Zum Beispiel.dass er von einer Furie unvermittelt mit heißem Aufguss angegriffen worden sei. Dieser Gedanke schmerzte auf unerträgliche Weise.

Emma zog sich schnell an und verließ die Wellness Therme. Sie war froh, dass ihre ehemalige Schulfreundin am Eingang mit zahlreichen Kunden beschäftigt war. Ein Blick über die Schulter bestätigte ihr obendrein, dass der Widerling aus der Sauna nicht an einer Verfolgung interessiert war, zumindest vorerst.

-

Am Montag darauf erschien Emma erst nachmittags im Schwabinger Bordell. Sie fand Tina weinend am Wohnzimmertisch sitzend vor. Tränen waren selten im Leben der unbekümmerten und eher burschikosen Frau. Entsprechend irritiert reagierte Emma. Sie legte ihr die Hand auf die Schulter. „Was ist los? War das Schwein hier?" Sie dachte automatisch an die gestrigen Geschehnisse in der Sauna.

„Wenn du mit Schwein meinen Ex meinst, hast du recht. Der Arsch war hier." Sie schnäuzte sich geräuschvoll die Nase und wischte sich mit dem Handrücken die Tränen aus den Augen. Damit war das Wehklagen für Bettina Carnelli beendet.

„Ich bringe die miese Sau um, das schwöre ich!", begann sie zu fluchen.

Froh darüber, dass ihre Kollegin, die mittlerweile ihre Freundin war, wieder zum alten Temperament zurück gefunden hatte, setzte sich Emma zu ihr. „Dein früherer Ehemann ist hier gewesen? Hier bei uns?"

Als ihr Tina das bestätigte, fiel Emma ein Stein vom Herzen. Sie hatte befürchtet, der Fiesling von gestern und ehemalige Freier hätte sie im Bordell aufgesucht. Dennoch hatte sie Mitgefühl mit Emmas Situation. „Was wollte er?"

„Mich bloß stellen. Was sonst?", Bettina machte eine wegwerfende Handbewegung, „Er hat gemeint, er sei im Internet zufällig auf mich gestoßen. Ha! Der Penner!"

„Und dass er selber in den Puff geht spielt mal wieder keine Rolle", ergänzte Emma.

„Natürlich nicht! Typen können täglich ihre Huren bumsen und zu Hause den braven Ehemann und Papa spielen oder was auch immer. Selbst wenn es auffliegt gilt es als Kavaliersdelikt. Aber eine Frau, die als Prostituierte arbeitet, ist stigmatisiert. Scheiß Doppelmoral!"

Emma dachte nicht zum ersten Mal, dass ihre Freundin unglaublich viel in den letzten zwei Monaten gelernt hatte. Und das nicht nur was Männer betraf, sondern über die Gesellschaft im Allgemeinen, deren Wertvorstellungen, die bürgerliche Heuchelei und die Lügen der Politiker. Emma hatte von ehemaligen Prostituierten gehört, die es trotz aller Anstrengungen nicht zurück ins bürgerliche Leben geschaffte hatten. Den Lebenslauf zu frisieren, um in einen sogenannten normalen Beruf arbeiten zu können, war möglich, doch irgendwann flog es immer auf. So blieb nur der Weg in die berufliche Selbstständigkeit. Emma dachte an ihre Zukunftspläne, sich eines Tages als Fußpflegerin mit eigener Praxis niederzulassen. Doch momentan wollte sie Tina mit all diesen Dingen nicht zusätzlich belasten. „Hat er Sex gewollt?", fragte sie.

„Na klar, und umsonst obendrein. Der alten Zeiten wegen, hat der Blödmann gemeint."

„Du hast doch hoffentlich nicht …?"

Tina sah ihre Kollegin scharf an. „Sehe ich wirklich so bescheuert aus? Mein Ex ist ein Großmaul, sonst nichts. Ich habe ihn hochkant rausgeworfen. Fertig!"

„Gut."

„Nun, so ganz erledigt ist die Sache vielleicht doch noch nicht. Er könnte mich bei der für uns zuständigen Abteilung im Ordnungsamt melden."

Emma war überrascht. „Weshalb?"

Tina fischte eine Zigarette aus ihrer Packung und sah Emma an. „Die Eine muss sein. Okay?"

Emma nickte und ahnte, dass jetzt nichts Gutes kommen würde.

„Bevor ich hierher gekommen bin, habe ich doch bei der Post gearbeitet."

„Und das stimmt nicht?", fragte Emma sofort.

Sie fürchtete, Tina könne im Gefängnis gewesen sein. Zeugnisse hatten die beiden selbstverständlich nicht ausgetauscht.

Doch Tina wimmelte ab. „Doch, das ist richtig, aber ich habe seinerzeit nicht selber gekündigt, wie ich dir damals erzählt hatte."

„Sondern?" In Emmas Stimme schwang eine gewisse Schärfe mit, die Tina nicht überhörte. Trotzdem fuhr sie unbeirrt fort. „Die haben mich rausgeschmissen wegen Verdacht auf Diebstahl oder wie die es genannt haben Verletzung der Briefgeheimnisses. Es gibt sogar einen extra Paragrafen dafür."

Emmas Blick fiel unwillkürlich auf ihre Handtasche. Tina bemerkte es und verdrehte die Augen. „Hey, ich würde dir niemals etwas klauen. Das weißt du hoffentlich."

Emma nickte vorsichtig. „Was ist an der Geschichte dran?"

„In dem Briefzentrum, wo ich gearbeitet habe, wird der ganze Mist sortiert. Etwa ein bis zwei Prozent der Briefe und Postkarten fliegen raus, weil der Scanner die Anschriften nicht lesen kann oder weil das Teil zerknittert oder eingerissen ist. Diese Briefe müssen von Hand sortiert werden."

„Das war dein Job?"

„Richtig. Und eines Tages spuckte die Sortiermaschine einen ziemlich fetten Briefumschlag aus. Das Ding war reichlich zerfleddert und eine der Ecken stark eingerissen.

Ich nehme den Brief hoch und begutachte den Schaden.

Dabei sehe ich, dass der Umschlag voller Geldscheine steckt. Lauter Hunderter. Ich schätze mindestens zwanzig bis dreißig Stück davon."

Emma stieß einen leisen Pfiff aus. „Fast viertausend Mäuse. Wer macht denn so was?"

„Keine Ahnung, wer so dämlich ist. Ich hatte keine Zeit auf den Absender zu schauen, denn in diesem Moment kam mein Chef angelatscht."

„Und hat die Situation falsch verstanden?"

„Absolut. Ich habe in den Brief hinein geschaut. Ich war einfach nur neugierig. Aber da nicht mal das erlaubt ist und ich nur einen Werksvertrag hatte, haben die mich kurzerhand vor die Tür gesetzt." Tina bebte innerlich. Wenn sie daran zurück dachte oder darüber redete, packte sie noch immer die Wut. Während sie ihre Kippe ausdrückte öffnete Emma das Fenster, um zu lüften.

Eine Weile schwiegen beide. Tina konnte förmlich spüren, wie Emmas Gedanken rasten. Sie hielt es nicht länger aus und fragte gerade heraus. „Sind wir zwei jetzt auch miteinander fertig?"

Ihre Freundin drehte sich langsam um. Zu Tinas großer Erleichterung lächelte sie. „Nein, ich glaube dir. In den letzten beiden Monaten hättest du so viele Gelegenheiten gehabt mich zu hintergehen."

Das war vollkommen richtig, denn sie hatten stets eine Menge Bargeld in der Wohnung. Zwar hatte Emma schon vor Jahren einen kleinen Terminal angeschafft, an dem die Freier mit Karte zahlen konnten, aber Bargeld war in diesem Gewerbe nach wie vor das Zahlungsmittel Nummer eins. Dass Tina streng genommen die einzige Freundin war, die sie hatte, erwähnte sie nicht.

„Ich habe einfach Sorge, dass er mich beim Ordnungsamt anzeigt", setzte Tina das Gespräch fort, „und danke übrigens für dein Vertrauen."

Emma nahm ihr die Bedenken. „Es gab doch sicher keine offizielle Anzeige gegen dich?"

„Nein."

„Dann kann dein Ex uns mal den Buckel runter rutschen. Er hat nichts in der Hand. Und falls er tatsächlich droht, dich anzuzeigen, dann zeigen wir ihn wegen Lohnprellens oder versuchter Vergewaltigung an."

„Kommt man denn damit durch?"

Emma zuckte mit den Schultern. „Keine Ahnung, aber als Drohkulisse dürfte es ausreichen."

Tina war beruhigt. Sie trank einen Schluck Kaffee. „Der hat mich nur verlassen, weil ich keine Kinder bekommen kann. Wollte sich eine andere Frau suchen, die ihm Kinder schenkt."

Emma sah sie an, sagte aber nichts.

„Hat nicht funktioniert", fuhr Tina leise fort. „Später, als er partout keine neue Frau finden konnte, wollte er zu mir zurück."

„Hast du mit dem Gedanken gespielt?"

„Nein. Ich habe ihm gesagt, dass ich seine Partnerin war und keine Gebärmaschine. Ich kann nichts dafür, dass ich unfruchtbar bin. Dann habe ich ihn gefragt, ob er sich vorstellen könne, wie verletzend es ist, deswegen verlassen zu werden."

„Und?"

„Er meinte, ich solle das nicht so verbissen sehen. Wir könnten ja einen Neuanfang versuchen. Die Trennung war ein knappes Jahr her. Ich war so halbwegs über den Berg, da fragt der mich wahrhaftig, ob wir zurück auf LOS gehen gehen können? Unglaublich!"

Emma fühlte mit ihrer Freundin, doch diese war noch nicht fertig. „Da kommt dann schon mal die Halbitalienerin in mir durch. Ich habe ihm sehr temperamentvoll die Meinung gegeigt und bin am nächsten Tag zum Scheidungsanwalt."

„Deshalb ist er so verbittert", stellte Emma fest.

„Si."

-

Emma schenkte beiden nochmal Kaffee ein. Nachdem Tina so offen mit ihr gesprochen hatte, erzählte sie von ihren Sorgen mit Luke, ihrem unverbindlichen Freund. „Wir haben uns seit zwei Wochen nicht mehr gesehen. Meine Arbeit macht ihm mehr und mehr zu schaffen. Außerdem kifft er in letzter Zeit deutlich mehr als früher. Sein ganzes Geld geht dafür drauf. Luke kann froh sein, wenn er diesen Job im Getränkemarkt behalten darf so häufig, wie der fehlt."

„Habt ihr denn eine Zukunft?", fragte Tina spontan und verbesserte sich sogleich; „Ich wünsche es euch natürlich."

Emma dachte über die Frage nach. Sie hatte sie sich schon unzählige Male selber gestellt. „Ich mag ihn und ich habe niemanden anderen."

Sie wunderte sich selber über ihren Redefluss, denn sie berichtete Tina von ihrer Kindheit, die alles andere als erbaulich war.

„Ich bin im Gegenteil von dem aufgewachsen, was man wohlbehütet nennt. Mein Vater war oder ist immer noch Arzt und bei einem großen Pharmakonzern angestellt.

Er verbringt sozusagen sein Leben in diesem Laden in Nürnberg. Von mir ist er unendlich enttäuscht."
„Weiß er...?"

Emma schüttelte den Kopf. „Das würde ihn umbringen. Nein, er würde sich zu Tode schämen. Wenn es nach ihm gegangen wäre, hätte ich ebenfalls Medizin studiert. Er denkt ich sei in irgendeinem Büro tätig. Naja, für ihn immer noch schlimm genug. Kein angemessener Staus für seine Tochter, obwohl er sich nie groß für mich interessiert hat."

„Und deine Mutter?"

„Ist Dauerpatientin in der Psychiatrie:"

„Oh, das hast du nie erwähnt."

„Ist nicht mein Lieblingsthema. Seit ich denken kann leidet sie unter schweren Depressionen. Dreimal hat sie versucht, sich das Leben zu nehmen."

„Klingt ein wenig nach meiner eigenen Kindheit, nur ohne depressive Mutter und Karriere geilen Vater."

Emma nippte an ihrem Kaffee. „Ein Psychologe würde sich inbrünstig auf unsere Sozialisation stürzen."

Tina zeigte unbestimmt auf die Bordell Wohnung. „Und was daraus geworden ist."

Für einen Moment herrschte Schweigen. Plötzlich grinste Emma breit. „Du hast doch mal behauptet, ich würde unter Orthorexie leiden."

Tina legte ihr die Hand auf den Arm: „Das war doch nur Spaß."

Emma wiegelte ab. „Schon Okay. Ich weiß, dass ich es mit der gesunden Ernährung zuweilen übertreibe."

„Besser als meine Qualmerei und das ständige Naschen."

„Hör doch mal zu!" Emma gluckste laut. „Am Samstag, als du etwas früher gegangen bist, kam noch so ein junger Kerl. Ich glaube, der war sechzehn oder siebzehn."

Tina wedelte mit dem Zeigefinger. „Sex mit Minderjährigen ist verboten."

„Halt die Klappe und hör endlich zu", rief Emma gut gelaunt. „Das Bubi wollte einen Blowjob und da er sauber und anständig wirkte habe ich ihm den Preis für Lecken ohne Gummi genannt."

„Dieser Preis steht nicht auf unserer Menükarte, weil wir das normalerweise nicht anbieten", störte Tina ein weiteres Mal. Sie ahnte, was kommen würde und konnte einen Lachanfall kaum länger unterdrücken.

„Jedenfalls zückt das Jüngelchen drei Fünfziger", fuhr Emma fort, „und ich fange an zu blasen, aber der Kleine steht dermaßen unter Druck, das er seine ganze Ladung in weniger als dreißig Sekunden verschießt."

Tina hielt den Atem an.

„Den größten Teil davon in meinen Mund."

„Heilige Socke. Und das bei meinem Gesundheitsapostel!", grölte Tina.

Emma liefen die Tränen vor Lachen hinab. „Da überlege ich mir bei allem, was ich esse, ob es gesund ist und achte wie eine Gestörte auf den Inhalt...."

„Und dann ziehst du dir eine Ladung Sperma rein. Mamma Mia!"

Sie gaben sich einige Minuten der Unbeschwertheit des Augenblickes hin, dann berichtete Emma von ihrem gestrigen Erlebnis und dem Vorfall mit dem selben Kunden in der Woche zuvor. Tina wollte sich gerade dazu äußern, da klingelte es an der Tür.

„Das ist Ivor. Er hat den Termin schon am Samstag ausgemacht."

„Ivor?"

„Den kennst du noch nicht. Er kommt alle drei bis vier Monate vorbei", erklärte Emma, „das letzte Mal war er Anfang September hier. Wenige Tage vor deinem Start."

„Ist er Okay?"

Emma druckste herum. „Schon ..."

„Aber?"

„Er wiegt einhundertdreißig Kilogramm."

„Shit. Soll ich ihn dir abnehmen? Sag bitte *Nein*."

Emma schmunzelte. „Das geht schon in Ordnung, trotzdem Danke."

Sie ging zur Tür und bat Ivor herein. Durch den Türspalt äugte Tina und hielt unwillkürlich den Atem an. Das war eine ungeheure Masse, die da den Flur ausfüllte.

„Wie willst du denn mit dem fertig werden? Habt ihr eine spezielle Technik oder Stellung? Und überhaupt, wie passt der in unsere Dusche? Macht der auch nicht unser Bett kaputt?" , fragte Tina hastig. Ivor stand unterdessen im Bad.

„Beruhige dich", sagte Emma, die herzhaft lachen musste. „In die Dusche passt er rein und die Betten habe schließlich ich bezahlt."

Tina riss die Augen auf. „Der kann dich erdrücken! Allein mit seinem Gewicht!"

„Keine Sorge. Unser Ivor liegt einfach immer nur auf dem Bett und erzählt mir von seinen Träumen und wie gern er eine Freundin hätte. Währenddessen mache ich für ihn einen Striptease. Das ist alles."

Tina stemmte in gespielter Entrüstung die Hände in die Hüften. „Das ist alles? Du Glückliche!"

Dafür bekam sie von Emma einen leichten Tritt in den Hintern. Sie ging wieder ins Wohnzimmer und surfte an ihrem Laptop. Emma war mittlerweile mit Ivor zu Gange und Tina versuchte sich die Szenerie vorzustellen, was ihr misslang.

Es klingelte wieder an der Tür. Sie hatte in dreißig Minuten einen Termin ausgemacht. Vielleicht war das schon der Kunde? Tina sah durch den Spion an der Tür. Ein eleganter Herr mit leicht grau meliertem Haar. Sie hatte ihn noch nie in ihren Räumen empfangen.

„Ich möchte zu Emma", sagte er, nachdem Tina ihn hinein gebeten hatte.

„Emma ist momentan beschäftigt."

„Aber sie ist doch da?", fragte der Mann und Tina registrierte die bange Hoffnung in seiner Stimme.

„Ja, aber ich wäre kurzfristig frei. Für eine halbe Stunde."

„Nehmen Sie es bitte nicht persönlich, aber ich möchte nur zu Emma."

„Gar kein Problem", erwiderte Tina, „und wir sagen hier alle *du* zueinander."

„Ich weiß", erhielt sie zur Antwort. War da ein leichter Berliner Dialekt bei dem potentiellen Kunden zu hören?

„In vierzig Minuten wäre Emma frei. Soll ich einen Termin eintragen?"

„Das wäre prima."

Tina nahm den Kalender zur Hand. „Auf welchen Namen?"

„Torsten, ich heiße Torsten."

Tina trug es ein und sie verabschiedeten sich.

Ob der wohl wieder kommt? , fragte sie sich, während sie ihm durch den Spion in der Tür hinter hersah.

Kurz nach halb elf Uhr abends, der letzte Gast war endlich gegangen, zogen beide ihre Alltagskleidung an. Emma, wie immer sportlich mit einer Steppjacke in weiß und Tina trug ihre praktische, dunkelgraue Wolljacke.

„Wie war er denn?"

„Wie war wer?"

Tina verdrehte die Augen. „Na wer wohl? Der zuvorkommende Typ mit den leicht ergrauten Haaren."

„Ach der. Tja, wie war der?"

„Na?"

„Wie du schon richtig bemerkt hattest, er war zuvorkommend."

„Zuvorkommend? Ist das alles?"

Emma zog den Reißverschluss ihres rechten Wildlederstiefels hoch. „Ja, das ist eigentlich alles."

Tina schaltete das Licht im Flur aus. „Ich fand ihn sympathisch", stellte sie fest.

„Habe ich dir nicht am Anfang gesagt, du sollst solche Gefühle weglassen?"

„Er hat seinen Ehering abgenommen", überhörte Tina den kleinen Rüffel ihrer Freundin, „ich konnte den Abdruck trotzdem sehen."

„Alle Männer nehmen vor unserer Tür ihren Ehering ab, wenn sie denn verheiratet sind. Das ist Teil des falschen Spiels", stellte Emma klar.

„Das weiß ich doch", verteidigte sich Tina. Sie wollte gerade weiter sprechen, während sie die Tür schloss, da sprang der Anrufbeantworter an: *„Du Miststück, wenn du glaubst, mich so behandeln zu können .... ich komme wieder ... und dann gnade dir Gott."*

Beide starrten auf den Anrufbeantworter.

„Das war Robert, mein Ex", sagte Tina tonlos.

„Und er war besoffen", fügte Emma hinzu.

-

Der Plan war so einfach wie gefährlich. Emma war sich im Klaren darüber, dass der Widerling, der ihr in der Sauna nachgestellt und die Woche davor fast vergewaltigt hatte, erneut zu ihr kommen würde. In jungen Jahren besaß sie bereits einen großen Erfahrungsschatz was die menschlichen Niederungen betraf.

Tina wiederum wusste, dass Robert, ihr Geschiedener, keine Ruhe geben würde.

Welche Gefahr vom jeweiligen Schuft ausging, konnten sie nicht zu einhundert Prozent abschätzen. In einem jedoch waren sie sich gewiss: Sie würden nicht wie die Kaninchen vor der Schlange hocken. Nach dem Motto, *Angriff ist die beste Verteidigung*, hatten sie die beiden Männer für den heutigen Tag mit je fünfzehn Minuten Zeitunterschied eingeladen.

Tina bat ihren Ex-Mann zu einer persönlichen Aussprache ins Bordell zu kommen. In der Gewissheit, seinen ihm zustehenden Liebesdienst zu erhalten hatte dieser ohne Umschweife zugesagt.

Schwieriger gestaltete es sich bei Emmas Kunden. Sie hatte seine Telefonnummer notiert, so wie sie sich alle Nummern der Gäste vorsichtshalber aus dem internen Speicher des Telefons aufschrieb. Es kostete sie große Überwindung ihn anzurufen. Tina saß neben ihr und sprach ihr Mut zu. Ihren Vorschlag, vorbeizukommen und sich zu holen, was ihm zustehe, nahm er ihr nicht ab. Der Kerl war arrogant und abstoßend, aber nicht blöd. Den Ausschlag gab letztlich Emmas Angebot, eine einmalige Nummer, bei der er mit ihr machen dürfe, was er wollte. Danach solle er sie für immer in Ruhe lassen. Sie konnte ihn förmlich durch das Telefon sabbern sehen. Er willigte schließlich ein. Ihr war natürlich klar, dass er sie als seinen Besitz ansah und weder zahlen noch sie in Ruhe lassen wollte. Aber das war auch nicht der Plan.

-

„Fertig im Bad?" Tina gab sich Mühe freundlich zu
klingen. Ihr geschiedener Mann stand seit fünf Minuten
unter der Dusche. Es war nicht leicht, ihn dorthin zu
bringen. Erst die Anspielung auf orale Gefälligkeiten
brachte den Erfolg. Anfangs war er misstrauisch, doch
Emma und Tina hatten den Empfang perfekt inszeniert.
Beide trugen durchscheinende Negligees mit weißen
Strings darunter. Den Widerling aus der Sauna hatten sie
sofort ins große Liebeszimmer komplimentiert, denn vom
Fenster aus hatten sie bereits Freier Nummer zwei erspäht.

Auf dem Monitor im Wohnzimmer verfolgten sie den
Sauna-Kerl, wie er sich nackt auf dem Bett räkelte und
dabei voller Vorfreude in einem der herum liegenden
Pornohefte blätterte.

Emmas Freund, Luke, hatte sich endlich einmal nützlich
gemacht und seine IT-Kenntnisse umgesetzt. Dazu
gehörte nicht nur die Kameraüberwachung, sondern auch
die Aufzeichnung der Bilder und die Sofortfreigabe an die
sozialen Netzwerke. Letzteres erfolgte verschlüsselt und
verpixelt mit der brandneuen *true live* Technologie.

Tinas Ex schoss euphorisch aus dem Bad. „Fertig
Mädels!"

Er sah Emma in der Tür zum großen Liebeszimmer
stehen und Tina im Flur an der Tür zum Wohnzimmer.

„Alle beide?", fragte er begeistert und ließ das Handtuch,
dass er um die Hüften trug, achtlos auf den Boden fallen.

Emma lächelte zuckersüß und zeigte auf die Tür zum Zimmer, in dem *ihr* Freier lag. „Schau dir doch erst einmal deine Überraschung da drin an."

Er grinste gierig. „Ihr geilen Luder."

Tina legte den Kopf schief, sagte aber nichts. Emma hingegen öffnete mit Schwung die Tür zum Liebeszimmer. „Herein spaziert."

Tinas Ex-Mann ging schnurstracks ins Zimmer. Zunächst mussten sich seine Augen an das schummrige Licht gewöhnen, dann entdeckte er den Schlamassel. Auf dem Bett lag nicht die erhoffte dritte Dame, sonder ein Kerl. Splitterfasernackt und behaart wie ein Yeti.

„Was zum Teufel!" Weiter kam er nicht, denn in diesem Moment knallte Emma beherzt die Tür zu und drehte den Schlüssel im Schloss um.

Der Yeti sprang mit einem Satz vom Bett auf. Beide Männer standen sich wutschnaubend gegenüber. Der eine bereits erregt und der andere noch mit schlaffer Bewaffnung.

„Ist alles gut auf dem Monitor zu erkennen?", rief Emma extra laut zu Tina. Diese bejahte umgehend.

„Aufzeichnung läuft?"

„Perfektes Bild."

Emma stand noch vor der verschlossenen Tür und Tina gesellte sich wieder zu ihr.

Zwei Tritte donnerten mit voller Wucht gegen das Holz. „Macht die verdammte Tür auf!"

Die zwei Frauen sahen sich an. Emma übernahm das Reden. „Man kann euch zwei in allen sozialen Netzwerken sehen, so, wie ihr gerade seid."

„Du miese Fotze!"

Das war der Widerling aus der Sauna.

„Noch sind die Bilder verschlüsselt und verpixelt. Die Betonung liegt auf *noch*", setzte Emma ihre Erklärung ungerührt fort.

„Ich trete die Tür ein und bringe euch zwei Schlampen einfach um!" Wieder der Yeti.

„Tja, dann kann euch die ganze Welt im Klarbild sehen. Denn wenn wir nicht alle vierundzwanzig Stunden per Mausklick die Verpixelung aufrecht erhalten, bekommt der Computer automatisch den Befehl, die Bilder in voller Schärfe zu zeigen. Und dann kann jeder erkennen, dass unser lieber Herr Süleyman, seines Zeichens Weiberheld, in Wirklichkeit eine Schwuchtel ist, die sich nackt mit dem Ex meiner Freundin amüsiert."

Tatsächlich funktionierte das Programm genau umgekehrt. Sie mussten die Verpixelung der Bilder aktiv aufheben, aber das ging hier niemanden etwas an.

Jetzt schaltete sich Tinas Ex-Mann, Robert, mit ein.

„Bettina, las uns doch vernünftig miteinander reden."

„Zu spät, du blöder Arsch!", fauchte sie zurück.

Eine Minute lang sagte niemand etwas. Es gab einiges zu verdauen und zu überdenken.

„Wie soll es nun weiter gehen?" Die Frage kam von Süleyman, dem Sauna-Widerling und Fast-Vergewaltiger. Sein Ton war noch immer scharf, hatte aber an Aggressivität verloren.

„Ihr lasst euch niemals wieder, ich wiederhole, niemals wieder hier blicken. Ihr ruft weder mich noch Bettina an und erzählt im Internet keinen Quatsch über uns. Dann und nur dann bleibt das Video geheim. Verstoßt ihr gegen die Abmachung, könnt ihr euch schon mal für den nächsten Christopher Street Day anmelden."

Von drinnen war Gemurmel zu hören. Tinas Ex wollte die Situation so schnell als möglich beenden, wohingegen Süleyman noch mit seiner Ehre zu kämpfen hatte.

„Halt's Maul!" wetterte dieser gegen Tinas Geschiedenen. Nach zwei Minuten sagte der dann: „Einverstanden."

„Von beiden bitte", setzte Emma nach.

„Ja, verdammt!"

Das war Robert und Emma schloss die Tür auf.
Gleichzeitig traten sie und Tina drei Schritte zurück. Die
Atmosphäre war nach wie vor angespannt und wie zum
Beweis, sprang Süleyman blitzartig vor und drückte
Emma gegen die Wand, eine Hand an ihrem Hals. Tina
lief im selben Moment zum Laptop. „Ich öffne die Datei,
wenn du sie nicht augenblicklich los lässt." Sie hatte den
Finger auf der Enter Taste positioniert.

„Moment, Moment. Alle ganz entspannt", Tinas Ex ging
dazwischen und beruhigte sämtliche Gemüter; „wir
werden uns an den Deal halten und ihr euch auch. Wie
abgemacht, okay?"

Süleyman ließ von Emma ab. „Verarsche mich nie,
sonst .."

Er sprach nicht weiter, sondern schnitt sich in eindeutiger
Geste mit seiner Hand quer über den Hals.

„Du mich auch nicht, Alter", hielt Emma dagegen.

Tinas Ex schnappte seinen neuen Freund und schob ihn
aus der Wohnung. Beide hatten sich zuvor im
Liebeszimmer bereits ihre Kleidung angezogen.

-

Eine geschlagene halbe Stunde brauchten Tina und Emma, bis ihr Adrenalinspiegel wieder einen normalen Pegel erreicht hatte. Tina rauchte in dieser Zeit drei Zigaretten am Fenster und Emma kippte zwei Piccolos weg.

„Ist die Gefahr gebannt? Ich meine für immer?", fragte Tina schließlich.

„Ich denke schon. Vor allem bin ich verdammt stolz auf uns und die Ideen von Luke."

Tina stimmte aus vollem Herzen zu und schenkte sich ebenfalls einen Piccolo ein.

Nachdem sie die Gläser geleert hatten schlug Emma vor: „Was hältst du davon, für heute Schluss zu machen und schön Essen zu gehen?"

„Einverstanden."

Sie fuhren in die Münchner Innenstadt und ließen es sich in der Taverna Poseidon gut gehen. Beim obligatorischen

Ouzo geriet Tina ins Philosophieren. „Ich habe mal ein Essay über die Magie des menschlichen Antlitzes gelesen."

Emma stellte das leere Ouzo Glas auf den Tisch. „Lass hören."

„Die Blicke deines Gegenüber können besänftigen, verführen oder bestrafen. Sie werden gern missgedeutet, aber man kann sich auch in ihnen verlieren. Unendlich viele Emotionen lassen sich in einen Blick transportieren", sie sah Emma in die Augen, „Die Blicke der zwei Kerle dagegen heute waren tödlich. Wäre es ihnen möglich gewesen, dann hätten sie uns mit ihren Blicken vernichtet."

„Letzteres stand aber nicht in deinem Essay."

„Nein, diese Einschätzung ist von mir."

„Damit liegst du vermutlich richtig, Frau Philosophin. Dimitrios, noch zwei Ouzo!"

-

Die Razzia fand zwei Tage später statt und kam vollkommen unerwartet. Drei Einsatzfahrzeuge mit insgesamt sieben Polizisten und einem Vertreter der Staatsanwaltschaft überrannten das Wohnungsbordell am späten Nachmittag. Emma öffnete im Bademantel und bekam die richterliche Anordnung zur Durchsuchung in die Hand gedrückt. Grundlage war eine anonyme Anzeige wegen Steuerhinterziehung.

„Wir sind verpflichtet auch anonymen Anzeigen nachzugehen", klärte sie der gut beleibte Staatsanwalt auf.

„Wäre schön, wenn ihr das auch bei den Großkonzernen so sehen würdet", erwiderte Emma frech.

Niemand beachtete sie.

Tina war mit einem Kunden zu Gange. Der durfte mitten im Akt die Wohnung verlassen. Die Hose zog er flugs im Zimmer noch an, doch Pullover und Jacke streifte er im Freien über. Die Staatsmacht zeigte ihre Muskeln.

Ein weiterer Gast, der gerade auf dem Weg zu Emma war, machte beim Anblick der Polizeifahrzeuge auf dem Absatz kehrt. Heute würde niemand mehr die beiden besuchen.

„Seit dem neuen Gesetzen zum angeblichen Schutz der Prostituierten darf die Polizei nicht mehr so ohne weiteres in die Bordelle. Deshalb konzentrieren sie ihre Kräfte nun auf die Suche nach entgangenen Steuern", klärte Emma Tina auf.

Beide standen nun im Bademantel herum und sahen dem Treiben zu. Sie hatten keine Möglichkeit, sich umzuziehen.

„Ordner, Notizblöcke, Unterlagen und Kontoauszüge. Wir brauchen einfach alles, was ihren Umsatz beschreiben und nachweisen kann", forderte der Staatsanwalt.

„Und dazu rücken Sie mit so einer Meute an?"

Der Staatsanwalt sah Emma scharf an. „Man kann nie wissen, was einen in so einer Bumsbude erwartet."

Tina war empört, schwieg aber. Emma hingegen konnte ihre Zunge wie immer nicht im Zaum halten. Sie trat ganz nah an den Vertreter des Gesetzes heran. „Haben wir zwei uns nicht schon ein paar Mal gesehen? Ich meine schon. Doch, ich erinnere mich. Sie waren hier bei mir in der Bumsbude, wie Sie sich so schön ausgedrückt haben. Sie sind doch derjenige, der auf die ganz dicken Dildos steht, bei sich im Allerwertesten wohlgemerkt."

„Vorsicht junge Frau, der Einsatz kann für Sie ganz schnell auf dem Revier enden."

Tina zupfte Emma am Ärmel, um zu signalisieren, dass jetzt ein guter Moment zum Schweigen gekommen sei. Zwei der Polizisten grinsten vergnügt, bekamen aber einen finsteren Blick vom Staatsanwalt zugeworfen und vertieften sich ugenblicklich wieder in ihre Ordner.

Tina flüsterte zu Emma. „Stimmt das tatsächlich? War der mal hier?"

Emma zuckte lässig mit den Schultern und sagte laut. „Wenn er nicht hier war, dann eben woanders. Was macht das schon für einen Unterschied?"

Alle taten, als hörten sie nichts. Der Staatsanwalt war gerade vor der Tür und telefonierte, was vermutlich Emmas Glück war.

Tina wollte noch mehr wissen. „Mit den Steuerzahlungen ist doch alles in Ordnung, oder?"

Emma nickte. „Ich führe pro Tag vierzig Euro pauschal für jede von uns beiden ab. Mein Steuerberater kann nur wenig helfen. Wir dürfen nämlich fast nichts von der Steuer absetzen."

„Mist."

„Mist hoch drei!"

Ein Polizist fragte: „Was bekommt man denn bei euch für vierzig Euro so?"

„Einen Blick in mein Dekolleté oder einen Tritt in den Hintern!" Dieses Mal gab Tina die flapsige Antwort. Der Polizeibeamte ging vergrätzt wieder an seine Arbeit und Emma streckte ihrer Freundin die offene Handfläche hin: „High five."

Tina schlug begeistert ein.

-

Die Durchsuchung dauerte eine Stunde und brachte für
die Ermittler keinerlei Erfolg. In steuerrechtlicher
Hinsicht führte Emma das Bordell äußerst korrekt, so
dass niemand ihr an den Karren fahren konnte. Allerdings
hinterließen die Ermittler ein ansehnliches Chaos.

Tina zeigte auf die am Boden verstreuten Papiere. „Wir
müssen wohl aufräumen."

„Wir haben ganz andere Probleme", hielt Emma sie ab,
„irgend jemand will uns kaputt machen."

„An wen denkst du?"

„Der Kotzbrocken aus der Sauna oder dein Ex?"

„Oder die Typen von der Russen Mafia?"

„Gut möglich", erwiderte Emma, „aber unser Polizist,
Rainer, ist auch noch im Rennen."

„Wir haben ihn bis zum Äußersten gedemütigt."

„Richtig, doch heraus bekommen werden wir es wohl nie.
Anonyme Anzeigen sind die kleinen Freuden der
Denunzianten."

„Wir sollten das Video von Vorgestern jetzt
veröffentlichen", schlug Tina vor.

„Besser nicht. Wir wissen nicht, ob es tatsächlich einer von den beiden war. Und wenn nicht, sind wir in aller größter Gefahr."

Tina gab ihr recht.

Das Telefon riss sie aus ihren Gedanken, doch keiner der beiden hatte Lust einen Termin auszumachen. Als der Anrufbeantworter ansprang, nahm Tina jedoch schnell ab. Sie erkannte die Stimme sofort wieder. Emma betrachtete sie beim Telefonieren. Das Gespräch war nach einer Minute zu Ende.

„Vielleicht einer der letzten Kunden", meinte Emma frustriert.

„Aber was für einer", frohlockte Tina

„Nun sag schon", drängte Emma, „für dich oder für mich?"

Tina ließ ihre Freundin noch etwas zappeln. „Rate wer?"

„Bettina, ich habe keine Lust zu raten. Ist der Termin für mich oder für dich?"

„Für uns beide."

„Auch gut. Also, wer ist es? Ein Stammkunde?"

„Noch ist er keiner, aber meinetwegen kann er gerne einer werden."

„Tina! Wer?"

„Dein Torsten aus Berlin hat sich für morgen angesagt und er hat uns beide für anderthalb Stunden gebucht."

*

Kapitel 4. Auf zu neuen Ufern

Torsten Dobland wunderte sich woher seine Frau die Zeit nahm, das Haus so weihnachtlich herzurichten. Sie war praktisch nur noch nachts anwesend, denn die Vorbereitungen für das neue Gesetz verlangten, dass sie bis spät abends im Familienministerium arbeitete. Gleich zu Beginn des neuen Jahres sollte der Gesetzentwurf für die parlamentarische Abstimmung fertig sein.

Als Kalle, der spielfreudige Rüde, eines der Tannengestecke beim Herumtollen auf den Boden stieß, erfuhr Dobland, wer für die Gemütlichkeit sorgte. Es war Antonia die Haushälterin. Sie gab sich alle Mühe, dem steril eingerichteten Domizil der Doblands ein wenig Adventsstimmung zu verleihen. Das Ehepaar ignorierte diese verzweifelten Versuche, zahlte aber anstandslos die von Antonia aus der nahegelegenen Gärtnerei mitgebrachten Gestecke und Schmuckelemente.

„Morgen bin ich wieder in München", störte Torsten Doblandseine Frau. Sie saß in ihrem weißen Corbusier Sessel und studierte Unterlagen, die sie aus dem Ministerium mitgebracht hatte. Es war nach zweiundzwanzig Uhr und Heike Dobland gähnte herzhaft.

„Weshalb?", fragte sie ohne wirkliches Interesse.

Er ärgerte sich, dass er es überhaupt erwähnte. Seine Frau war, wie so oft, gänzlich desinteressiert. Eine SMS von ihm, von der Autobahn abgeschickt, hätte vollkommen genügt.

„Der Architekturkongress. Diese Woche geht es um wirksame Maßnahmen gegen die fortschreitende Gentrifizierung im urbanen Bereich", log er ungerührt.

„Ach das." Sie stand auf und gab ihm einen Kuss auf die Wange. „Entschuldige bitte, ich bin furchtbar müde."

Mit diesen Worten ging Heike Dobland zu Bett. Er sah ihr mit einer Mischung aus Enttäuschung und Verärgerung hinterher. Doch schnell kreisten seine Gedanken wieder um Emma. Er fuhr seinen Laptop hoch und öffnete die Website des ihm bekannten Schwabinger Wohnungsbordells. Emma und Tina sahen ihn auffordernd an. Mit einem Blick zum Schlafzimmer und auf seine Gattin gemünzt, sagte er leise zu sich selbst. „Nun, da gibt es andere Frauen. Solche, die mich nicht ignorieren, sondern achten."

Dobland hatte beide Damen gebucht, wenngleich er Emma verfallen war. Doch diese hatte ihm beim letzten Besuch genau das vorgeschlagen und Dobland war nur zu gern darauf eingestiegen. Es war ein lange gehegter Traum. Er mit zwei Frauen, und mit was für welchen!

Das einzige Problem war der Preis, denn momentan war es um seine Finanzen wie immer nicht gut bestellt. Aber auch hier war Torsten Dobland kreativ. Ein Besuch bei seiner Mutter und der Hinweis, ein Kunde würde die Zahlung eines Wintergartens verzögern, brachte den gewünschten Erfolg. Schließlich galt es auch seinen Mitarbeitern ein kleines Weihnachtsgeld zu zahlen, so seine Mutter. Er stimmte dem aus vollem Herzen zu, wenngleich er nie zuvor eine solche Gratifikation gezahlt hatte und dieses Jahr sicher nicht damit anfangen würde. Darüber hinaus hatte die Mutter großes Verständnis für die Lage ihres einzigen und gleichzeitigen Lieblingssohnes. Sich von der eigenen Ehefrau Geld borgen zu müssen, war eines Mannes schlicht unwürdig.

Dobland holte den Briefumschlag seiner Mutter aus der Jackentasche. Zweitausend Euro. Genau der richtige Betrag für einen erotischen Trip am morgigen Tage, inklusive Reisekosten und eines Geschenkes für die Mutter, die Ehefrau, und vielleicht ein paar Weihnachtspralinen für seine zwei Angestellten.

Er steckte das Geld gut weg und ging zufrieden ins Schlafzimmer. Seine Frau schlief bereits tief und fest. Die Lampe auf dem Nachttisch brannte noch und die Papiere für den Gesetzentwurf lagen verstreut vor dem Bett. Dobland hob sie auf und erinnerte sich der Kopien, die er seinerzeit gemacht hatte. Vielleicht wollte er Emma mit seinem Insiderwissen imponieren, genau wusste er das selber nicht, jedenfalls ging er in sein Arbeitszimmer, nahm die Kopien aus dem Schreibtisch und legte sie in seine Tasche.

-

München Schwabing - Am nächsten Tag

„Habt ihr an den Feiertagen geöffnet?"

Emma legte den Kopf zur Seite. „Tina und ich haben uns noch nicht entschieden, aber vermutlich wird zumindest an Heiligabend geschlossen sein und Silvester machen wir auf jeden Fall zu."

„Bist du nicht bei deiner Familie an den Feiertagen?", fragte Dobland.

Emma gab ihm einen Klaps auf den Unterarm. „So viel Privates erzähle ich nicht. Hatte ich das nicht erwähnt?"

Dobland war neugierig auf diese Frau, die ihn mehr und mehr in den Bann zog. Er schaffte es kaum, sein Interesse zu zügeln. Tina hatte es rechtzeitig gespürt und sich nach dem Ende des Dreiers zurückgezogen.

Jetzt lagen Emma und Torsten Dobland nebeneinander auf dem Bett. Er hatte noch eine halbe Stunde zur Verfügung und sie wollte ihn noch nicht drängen zu gehen.

„Du siehst mich an wie ein Insekt unter dem Mikroskop", stellte Emma belustigt fest.

„Ich bewundere deine Schönheit und Anmut. Dein wunderbar duftendes, schwarzes Haar, deine feine, helle Haut und vor allem deine Augen. In diesem Grün könnte ich ertrinken."

Emma lachte. „Sonst noch was?"

„Du bist so ungeheuer sexy, dass du einen Waffenschein bräuchtest."

Sie bedankte sich für die Komplimente, die ehrlich gemeint klangen. Doch zugleich war sich nicht ganz im Klaren darüber, was sie von Dobland halten sollte. Er benahm sich kultiviert und gefällig. Bei der Nummer zu dritt schien er fast ein wenig schüchtern gewesen zu sein, doch sie kannte die Männer. Dieser hier war der typische ältere Herr, der von seiner Ehefrau enttäuscht und gelangweilt war. So holt er sich dann Abwechslung bei einer jungen Prostituierten und erzählt ihr etwas von den Sternen. Kommt es aber darauf an, geht er immer wieder zum gewohnten, sicheren Herd zurück.

Als hätte Dobland ihre Gedanken gelesen sagte er. „Ich würde dich jederzeit gegen meine Frau eintauschen."

Nun konnte sie nicht mehr an sich halten. „Wärst du ein Scheich, würdest du sogar noch zwei Kamele oben drauf legen, oder wie?"

„Eine ganze Herde!"

Humor hat er also auch, dachte Emma. Es nützte jedoch alles nichts. Er war nicht ihr Typ und sie hielt sich wieder an ihren Grundsatz: Investiere niemals Gefühle in einen Kunden! Demonstrativ sah sie auf ihre Armbanduhr.

Torsten Dobland, der gerade mit der einen Hand die Linien ihres Schmetterling Tattoos nachzeichnete und mit der anderen ihren Bauchnabel Piercing umkreiste, registrierte die Botschaft.

„Du denkst, ich rede nur so daher?", fragte er sie entgeistert.

„Ich denke, du verrennst dich da in etwas. Schließlich kennst du mich überhaupt nicht."

„Mit genügt, was ich sehe. Außerdem verfüge ich über eine gute Menschenkenntnis."

Emma strich sich eine Haarsträhne hinter das linke Ohr. „Und was sagt dir deine Menschenkenntnis über mich?"

„Dass du eine kluge und taffe Frau bist, die mich willenlos und wollüstig macht."

So viel Ehrlichkeit oder Heuchelei überforderte Emma. „Vor allem geil, oder?" Sie zeigte auf seinen Penis, der schon wieder aktiv wurde. „Außerdem bin ich ja wohl deutlich zu jung für dich."

Dobland fasste sie am Arm. „Ich will dich nicht heiraten, nur regelmäßig sehen. Außerhalb des Bordells. Bitte."

„Ich glaube, es geht doch immer nur um dasselbe. Viel Gerede aber letztlich ..."

„Nein, ich meine das verdammt ernst."

Sie zeigte abermals auf sein Ding. „Letztlich gewinnt Charles Darwin doch immer gegen Alice Schwarzer. Es geht um's Ficken und sonst nichts."

Dobland war über ihre Abgebrühtheit erstaunt und belustigt zugleich. Was für ein ungezähmtes, scharfes Weib sie doch war!

„Oh Schreck!" Emma hielt das geplatzte Kondom entgeistert in der Hand.

„Was ist los?"

Sie zeigte ihm das Malheur.

„Ich habe weder Aids noch sonst irgendwelche ansteckenden Krankheiten", versuchte er sie zu beruhigen.

„Ich auch nicht!", fiel sie ihm ins Wort, „aber ich könnte Schwanger werden."

„Was? Du nimmst keine Pille?", fragte Dobland überrascht.

„Ich will diesen chemischen Mist nicht in meinem Körper", antwortete sie.

Er lachte bitter. „Du bumst jeden Tag fremde Männer, aber machst dir Gedanken um deine Gesundheit, dass ich nicht lache. So etwas Idiotisches habe ich noch nie zuvor gehört."

Falls es so etwas wie eine feine Verbindung, die über das geschäftliche Verhältnis zwischen Prostituierter und Freier hinaus ging, gegeben hatte, so war diese augenblicklich und unwiderruflich zerbrochen.

„Wie kann so etwas überhaupt passieren? Weshalb kaufst du keine ordentlichen Kondome? Und du wirst doch abtreiben, wenn es hart auf hart kommt?", fragte er nun doch mit leichter Besorgnis.

„Das geht dich einen Scheiß an!", zischte Emma. „Ich gehe jetzt ins Bad, mich ausspülen und wenn ich zurück bin, will ich dich hier nicht mehr sehen."

Er versuchte es nun doch etwas sanfter. „Sollten wir uns nicht erst einmal beruhigen? Ich zahle dir die Abtreibungspille."

„Wenn, dann werde ich das selber bezahlen." Sie ging zur Tür, drehte sich aber noch einmal um. „Wenn ich sage, ich will dich hier nicht mehr sehen, dann meine ich, nie wieder. Du hast ab sofort Hausverbot!"

Dobland wollte etwas erwidern, doch sie knallte kraftvoll die Tür zu.

-

Zehn Minuten später saßen Emma und Tina am Küchentisch. Dobland war ohne weitere Worte gegangen.

„Das scheint inzwischen unser Krisentisch zu sein", stellte Tina fest.

Emma ging nicht auf den Spaß ein. „Ich weiß einfach nicht, was du an dem Kerl findest", entgegnete sie statt dessen resigniert. Sie hatte ihr alles berichtet und hoffte nun auf Zuspruch.

Tina war jedoch nicht in der Stimmung ihre Freundin zu trösten. „Ist dir das schon mal zuvor passiert?"

„Das du dich in meinen Kunden verknallst oder das mit dem geplatzten Kondom?", fragte sie bitter zurück.

„Das mit dem Kondom natürlich und verlieben werde ich mich in diesem Leben sicher nicht mehr."

Emma seufzte. „Zweimal ist mir so ein Ding gerissen. Ich habe danach jedes Mal die Sorte gewechselt, aber es gibt offensichtlich keine perfekte Qualität."

„Hm. Wirst du die *Pille danach* nehmen?"

„Mal sehen. Ich spüre es sicher, wenn der Kerl mich geschwängert hat."

„Oh, sei dir da bloß nicht so sicher."

„Du musst es ja wissen." Emma bemerkte sofort ihre verletzenden Worte. „Tut mir leid. Ich sollte meinen Ärger wegen dem Kerl nicht an dir auslassen."

Tina schwieg eine Weile, dann sagte sie. „Ist heute wohl kein guter Tag zum Diskutieren."

„Stimmt, aber eins solltest du dir ansehen." Sie holte einen Stapel Papiere vom einem der Beistelltische.

„Was ist das?"

„So genau kann ich dir das nicht sagen. Ich habe sie dem Typ einfach aus der Tasche genommen, zusammen mit eintausend Euro in Bar."

„Wie bitte? Ist das die Emma mit der Berufsehre, die niemals einen Kunden betrügen will?"

Emma zuckte mit den Schultern. „Die *Pille danach* soll relativ teuer sein, habe ich gehört."

Tina zog die Augenbrauen hoch. „Was, wenn dieser Torsten wieder kommt?"

„Mein Gefühl sagt mit, der kommt nicht wieder und mein Gefühl sagt mir auch, dass das hier wertvolle Papiere sind."

Tina stieß hörbar die Luft aus. „Deine Gefühle, wie? Los, zeig her!"

Emma legte den Stapel Blätter auf den Tisch. Auf dem Obersten stand als Absender:

Bundesministerium für Familie, Senioren, Frauen und Jugend

Heike Dobland -Parlamentarische Staatssekretärin-

Glinkastraße 24

11018 Berlin

Tina pfiff leise. „Parlamentarische Staatssekretärin, du meine Güte."

„Es ist seine Frau."

„Woher weißt du … ach, sag nichts, du hast in seinen Papieren gewühlt, während er duschen war. Richtig?"

„Richtig, Miss Marple."

Ihr kleiner Disput von vorhin war vorerst vergessen.

Sie blätterten zur nächsten Seite weiter.

GESETZESNOVELLE ZUR ANNULIERUNG DER ERLAUBNIS DER GEWERBLICHEN SEXUELLEN DIENSTLEISTUNGEN

Sie lasen auch die nächsten Seiten.

„Was hat das zu bedeuten?", fragte Tina.

„Ich schätze nicht mehr und nicht weniger, als dass unsere Politiker vorhaben, unseren Job zu verbieten", antwortete Emma nachdenklich.

„Können die das denn?"

„Ich schätze schon. In Frankreich und Schweden haben sie es auch getan."

„Und was wird dann aus uns."

Emma erwiderte nichts. Sie zeigte statt dessen auf einen Eintrag auf der vorletzten Seite:

Zum Informationsaustausch diskret kontaktieren:

KASSANDRA

Verband für die Interessenvertretung der Prostituierten

Düsseldorfer Straße 12

Berlin Wilmersdorf

„Ich wusste nicht, dass jemand unsere Interessen vertritt", meinte Tina amüsiert.

„Ich habe mal was von denen gehört", erwiderte Emma, „und wir haben ja auch die Anschrift."

„Arbeitet das Familienministerium mit diesem Kassandra Verein zusammen?"

Emmas Augen funkelten vor Energie. „Das heraus zu finden wäre doch hochinteressant, oder?"

Tina zierte sich. „Ich weiß nicht. Wie sollen wir das denn anstellen?"

„Na, die vertreten doch angeblich unsere Interessen. Machen wir doch einfach einen Termin vor Ort aus."

„Vor Ort?"

„Ganz genau. Hast du nicht neulich erzählt, du seist noch nie in unserer Hauptstadt gewesen?"

-

22.Dezember 2016

Berlin Wilmersdorf, Düsseldorfer Straße

Büro von KASSANDRA

Sowohl Emma als auch Tina trugen dicke Daunenjacken. Der Wind pfiff unerbittlich durch die Straßen und die Temperaturen näherten sich dem Gefrierpunkt. Sie hatten die sechs Stunden von Dachau nach Berlin mit Emmas Mini zurück gelegt. Tina war zuvor von Freising zur Wohnung ihrer Freundin in Dachau mit ihrem Wagen gefahren und hatte ihn dort abgestellt. Jetzt stand Emmas Mini in einer Parallelstraße, wo es ausreichend Parkplätze gab.

Sie hatten das kleine Büro des Interessenverbandes für die Prostituierten in der Düsseldorfer Straße gerade erreicht und freuten sich in die Wärme zu kommen, da machte Emma eine interessante Entdeckung. Sie stieß Tina leicht in die Seite und zeigte zur anderen Straßenseite. „Schau mal, die putzt ihre Mülltonne, von Außen und von Innen."

„Bekloppt. Kommt sowieso wieder Müll rein."

„Und das bei der Kälte. Brrr." Emma zog ihren Schal am Hals höher.

Eine Frau, nicht viel älter als Tina schrubbte mit Inbrunst ihre Tonne. Das Schauspiel war faszinierend und zwar nicht nur für die beiden.

„Habt ihr gedacht in Berlin gibt es keine Spießer?"

Emma und Tina drehten sich gleichzeitig um. Vor ihnen stand eine kleine, schlanke Frau um die Vierzig mit kurzen, grauen Haaren. Trotz ihres hageren Gesichts strahlte sie eine natürliche Schönheit aus. Emma registrierte, dass sie keinerlei Make-up trug.

„Melanie Starke?"

Die Vorsitzende von Kassandra bejahte und gab den beiden nacheinander die Hand. Sie lächelte freundlich „Wenn ihr Laura Singer und Bettina Carnelli seid, dann herzlich willkommen."

„Einfach Laura oder auch gern Emma. Mein Künstlername gefällt mir sowieso besser."

„Mich haben schon immer alle Tina genannt."

„Prima, dann duzen wir uns, wie im Gewerbe üblich. Nennt mich Melanie oder Mel. Meine beiden

Mitarbeiterinnen, Sandra und Roswitha stelle ich euch gleich vor. Es sei denn, ihr wollt noch länger beim Putzen der Mülltonne zuschauen?"

Alle drei lachten und bekamen einen weniger freundlichen Blick von der anderen Straßenseite zugeworfen.

Das kleine Büro war direkt vom Gehweg aus zugänglich. Eine Praxis für Psychotherapie befand sich gleichfalls im Haus. Die darüber liegenden acht Einheiten wurden als Wohnungen vermietet.

Sie traten ein und eine behagliche Wärme umarmte sie. Das Büro bestand lediglich aus zwei Zimmern und einer kleinen Küche. Der vordere Raum, der der Stra0e zugewandt war, diente als Büro und Empfangsraum. Das hintere Zimmer war mit knapp vierzig Quadratmetern deutlich größer. Vor dem Regal, dass mit Aktenordnern, Büchern und Broschüren gefüllt war, lud eine gemütliche Sitzgruppe zum Verweilen ein. Ein Mini Weihnachtsbaum blinkte im Regal.

Melanie folgte Emmas Blick. „Ertappt. Manchmal liebe ich Kitsch. Ich gebe es zu."

„Geht mir genauso", sagte Tina.

Emma sah keinen Grund zu lügen. Sie fand das Plastikteil scheußlich, hielt sich aber aus Höflichkeit zurück.

„Häufig sind wir nur zu zweit. Dann arbeiten wir vorn im Empfangsraum. Sind wir zu dritt oder haben wir Besuch, dann weichen wir hierher aus", erklärte Melanie.

Roswitha, die Emma auf über sechzig Jahre schätzte, sagte kurz *Hallo* und verschwand wieder in der Küche.

Sandra telefonierte gerade und winkte den Besuchern zu. Es herrschte eine lockere Atmosphäre.

Tina wollte es genau wissen. „Seid ihr alle …?"

„Ehemalige Prostituierte", ergänzte Melanie. „Keine von uns dreien ist noch aktiv im Gewerbe tätig."

Roswitha brachte Kaffee und setze sich für ein paar Minuten dazu.

Emma interessierten Aufgaben und Finanzierung von Kassandra, doch Melanie kam ihr zuvor. „Ich habe viele Jahre auf dem Straßenstrich gearbeitet. Später schaffte ich den", sie deutete in der Luft Gänsefüßchen an, „Aufstieg in eine festes Domizil. Ich arbeitete in einer Bordellkette. Der Eigentümer war ein Konsortium aus Luxemburg. Ich war dort zwei Jahre als Domina angestellt. Danach durchlief ich einen zehn Monate andauernden stationären Drogenentzug. In der Klinik hatte ich mich mit einer Mitpatientin angefreundet. Wegen dem Datenschutz kann ich nicht sagen, wer es war. Aber nur so viel. Sie sitzt in einer uns nahe stehenden Partei im Bundestag und ist dort für die Reform der Drogenpolitik zuständig. Zu dem

Themenkomplex gehört natürlich auch die Prostitution. So wurde mir dieses Projekt hier angeboten und ich habe zugesagt. Sandra und Roswitha kenne ich noch aus meinen weniger guten Lebenszeiten."

Tina schmunzelte bei dem Gedanken, wie diese kleine, aber energische Person als Domina die Peitsche geschwungen haben musste.

Melanie beugte sich vor und schenkte Kaffee nach. Dabei rutschte der Ärmel ihres Pullis nach oben und Emma, die neben ihr saß, konnte Narben am Unterarm erkennen.

„Wie finanziert sich das hier?", fragte sie.

Jetzt antwortete Roswitha. „Als Selbsthilfegruppe und

Interessenvertretung der Sex Arbeiterinnen und Sex Arbeiter werden wir öffentlich gefördert. Hin und wieder erhalten wir auch ein paar Spenden."

„Und je nach dem welche Partei gerade an der Macht ist, droht man uns den Geldhahn zu zudrehen oder wieder etwas zu öffnen." Das kam von Sandra, die sich nun auch eine Tasse Kaffee einschenkte.

Die beiden Mitarbeiterinnen hatten offensichtlich nicht vor über ihre Herkunft zu plaudern und so ließen es Emma und Tina ebenfalls sein.

„Zu unseren Aufgaben zählt die Beratung über Geschlechtskrankheiten, über Ausstiegsmöglichkeiten und über die rechtlichen Ansprüche von unseren Kolleginnen."

Emma entging nicht, dass Melanie sich den Frauen vom horizontalen Gewerbe nach wie vor zugehörig fühlte. Sie war überzeugt, dass sie ihre Arbeit sehr ernst nahm.

„Wir beraten auch über Krankenversicherung und Rentenversicherung", schaltete sich Sandra mit ein.

Emma nickte. Sie war, ebenso wie Tina, krankenversichert. Über ihre Rente machte sie sich noch keine Gedanken. Was mit Tina war, wusste sie nicht.

Melanie legte ein Papier auf den Tisch.

„Die zehn goldenen Regeln des Huren-Fair-Play", las Tina die Überschrift laut vor.

Emma zählte sie einzeln auf: „Höflichkeit, Respekt, Sauberkeit, Preisabsprachen einhalten, nicht zu viel Alkohol, nicht Verlieben, Grenzen akzeptieren, zum Beispiel keinen Zungenkuss, Zwangsprostitution anzeigen, keine Geld-zurück-Garantie und Kondompflicht."

Für einen Moment ließen alle das Gesagte auf sich wirken.

Tina brach das Schweigen als Erste. „Wow! Das klingt richtig gut. Jeder Freier sollte sich daran halten."

„Unser Ziel ist es erst einmal, dass diese Regeln in möglichst vielen Bordellbetrieben aushängen", sagte Melanie, „Dazu nehmen wir mit den Betreibern Kontakt auf oder verschicken sie einfach auf's Geratewohl. Man kann sie natürlich auch von unserer Homepage herunter laden."

Tina sah Emma an. „Wir haben keines bekommen, oder?"

Emma schüttelte den Kopf und Sandra antwortete. „Wir sind noch längst nicht fertig. Wir arbeiten uns Stadt für Stadt vor. Es ist eine Menge, glaub mir."

Roswitha stupste Melanie an. „Unsere Chefin tritt demnächst in gleich zwei Talkshows im Fernsehen auf."

Melanie wiegelte ab. „Erstens bin ich nicht eure Chefin und zweitens nehme ich im ZDF an einer sogenannten Expertenrunde zum Thema Zwangsprostitution teil. Bei der Veranstaltung in RTL handelt es sich mehr um eine Reportage, die am Nachmittag ausgestrahlt wird. Ich kommentiere dann den Bericht und im Anschluss gibt es mit der Moderatorin dann ein Frage-Antwort-Spiel."

„Permanente Öffentlichkeitsarbeit ist das A und O für den Verein Kassandra", ergänzte Sandra.

„Wird sich denn trotz allem jemals etwas ändern?", fragte Emma und Tina schaute sie völlig überrascht an. Diesen resignierten Ton kannte sie an ihrer Freundin nicht.

Melanie, die Gründerin und Leiterin von Kassandra breitete die Arme aus. „Ohne Ideale wirst du niemals etwas ändern. Und es hat sich in den letzten Jahren schon einiges getan."

„Dass wir unseren Hurenlohn einklagen können?", fragte Emma provozierend.

„Zum Beispiel. Das war vor einigen Jahren noch undenkbar. Außerdem ist endlich dieses leidige Gesetz zur Prostitutionsförderung abgeschafft worden."

„Seither halten manche osteuropäischen Zuhälter ihre Mädchen wie Tiere gefangen", hielt Emma dagegen.

„Natürlich muss da nachgebessert werden. Aber was ist los mit dir? Am Telefon hast du anders geklungen."

Emma holte tief Luft und berichtete von den Mafia-Typen, die sie abkassieren wollten, dann von der Razzia und zuletzt von den aggressiven Kerlen, deren Film nach wie vor abrufbereit für die sozialen Netzwerke stand. Die Aktion mit den Nacktaufnahmen der beiden Machos löste große Begeisterung bei den anderen aus.

Roswitha berührte Emmas Arm. „Wir alle kennen solche Geschichten. Deshalb sind wir heute hier. Wir wollen die Situation für die Frauen da draußen verbessern."

Melanie stellte ihre Kaffeetasse ab und sah nacheinander Tina und Emma an. „Ihr habt etwas von Unterlagen erzählt, die aus dem Familienministerium stammen sollen?"

Aha, dachte Emma, jetzt geht es doch recht schnell zur Sache. Doch sie wollte sich nicht quer stellen und holte die Papiere aus ihrer Tasche. „Die habe ich einem echt blöden Freier abgenommen. Seine Frau ist wohl erste Staatssekretärin unter der neuen Familienministerin."

Melanie stieß einen Pfiff aus, der sowohl diese Information unterstrich als die Papiere meinte, die sie neugierig überflog. „Das ist Dynamit, wenn das durchkommt. Ist euch das eigentlich klar?"

„Denkst du, das könnte in Deutschland tatsächlich durchgesetzt werden?", fragte Tina.

„Das weiß ich nicht", antwortete Melanie ehrlich, „und ich weiß auch noch nicht, ob es für unser Anliegen von Nutzen ist."

„Das Rotlichtmilieu komplett abschaffen, was für eine Idee", überlegte Sandra, „ob das gut oder schlecht ist, wer weiß das schon."

Emma schaltete sich mit ein. „Prinzipiell gut, aber dann müssen die Frauen auch alle neue Jobs bekommen."

Melanie wedelte mit den Papieren. „Kann ich mir Kopien machen?"

„Behalte sie, das sind schon Kopien", erwiderte Emma.

„Danke. Ich denke darüber nach, wie es uns nutzen kann und ich überlege auch, ob ich mit dieser Heike Dobland Kontakt aufnehme. Schließlich wollen die ja, laut diesen Unterlagen, sowieso mit uns sprechen."

„Weshalb der Mann von ihr die Sachen bei sich trug wäre auch interessant zu erfahren", warf Sandra ein.

„Ich denke, der Kerl war in mich verknallt. Wollte wohl angeben, aber dann kam etwas dazwischen."

Melanie zog die Augenbrauen hoch. „Und was?"

„Ein geplatztes Kondom", antwortete Emma trocken.

Die ganze Runde lachte. Jede hatte solche oder ähnliche Erfahrungen gemacht.

„Sucht ihr noch Unterstützung für euren Verein?", hörte sich Emma fragen.

„Immer, aber nur ehrenamtlich. Wir haben kein Geld für weitere Angestellte."

„Schade."

Tina staunte erneut. Was war heute mit Emma los? Sie wechselte bewusst das Thema. „Gibt es eigentlich auch einen europäischen Hurenverband?"

„Leider nicht, oder noch nicht", antwortete Melanie, „aber es gibt eine Art Weltverband."

„Ist nicht wahr?"

„Doch, der Verein hat seinen Sitz in New York und nennt sich International Association of Sex Workers, kurz die IASW."

Einen Moment schwiegen alle. Das Läuten des Telefons rief Sandra ins Büro zurück. Roswitha folgte ihr und arbeitete an ihrem Schreibtisch weiter.

„Es muss etwas Großes passieren, etwas richtig Gigantisches, auf das alle aufmerksam werden", sinnierte Emma.

Tina wunderte sich aufs Neue, doch bevor sie etwas sagen konnte, sagte Melanie. „Ich glaube, ich weiß was du meinst." Nacheinander sah sie Tina und Emma an. „Lust auf einen kleinen Ausflug?"

-

Keine fünf Minuten später saßen sie zu dritt in Melanies Peugeot. Draußen war es mittlerweile dunkel geworden und die Lichter zogen an ihnen vorbei. Immer wieder konnten sie Menschen sehen, die große Einkaufstüten trugen, in denen sich Geschenke für Freunde oder die

Familie befanden. Neben einer Kreuzung brachte ein Verkäufer seine Tannenbäume an den Mann. Eine junge Frau mühte sich damit ab, ihren gerade gekauften Baum auf das Autodach zu schnallen. Ihr kleiner Sohn zupfte dabei ungeduldig an ihrem Hosenbein herum.

Emma überlegte, ob sie sich so ein Leben vorstellen könnte, gab sich dem Gedanken aber nicht weiter hin. Manche Dinge ließ sie bewusst ruhen. Seelische Schmerzen konnte sie zur Zeit nicht gebrauchen.

Nach knapp zehn Minuten verkündete ein Straßenschild, dass sie demnächst den Berliner Funkturm erreichen würden.

„Hey Mel, wohin geht es?", wollte Emma wissen.

„Gleich sind wir da. Da vorne, das Messegelände ist unser Ziel."

Sie machte es absichtlich spannend, denn sie wollte die beiden überraschen. Deshalb gab es keine Informationen vorab. Tina machte das Spiel geduldig mit, während Emma zusehends unruhiger wurde.

Sie erreichten kurz darauf das Messegelände und Melanie fuhr an drei riesigen Hallen vorbei. An der letzten Halle bog sie scharf links ab und sie standen vor einer Reihe älterer Schuppen. Sie brachte den Wagen zum Stehen.

„Et voilá."

„Was machen wir hier?", drängte nun auch Tina. Die Gegend wirkte verlassen und der Schuppen, vor dem sie geparkt hatte, machte keinen freundlichen Eindruck.

„Geduld ist wohl nicht eure Stärke?", erwiderte die Kassandra Chefin fröhlich.

Mit schnellen Schritten ging sie zu dem linken der drei Schuppen und suchte in ihrer Tasche nach dem passenden Schlüssel. Als sie ihn gefunden hatte, schloss sie die Tür auf und betätigte den Lichtschalter.

Emma und Tina, die zunächst in der dunklen Halle nichts erkennen konnten, staunten nicht schlecht, als die Leichtstoffröhren den Raum fluteten.

Die zirka vierhundert Quadratmeter große Halle war bis unter die Decke voll gestellt mit Plakaten, Streikschildern und Tafeln. Auf den Meisten prangte das Logo von Kassandra in der unteren linken Ecke. Die Schriftzüge verlangten allesamt bessere Arbeitsbedingungen für Prostituierte und prangerten die scheinheilige Politik an.

Auf der rechten Seite der Halle stapelten sich geschätzte einhundert Kartons und Kisten. Die drei gingen näher und lasen die Inhaltsbeschreibung: Ballons, Kondome und Flyer.

Vor den Kisten stand ein fahrbares Rednerpult.

„Was sammelt ihr denn da, um Gottes Willen?", fragte Emma, die genauso erstaunt war wie Tina.

„Das sind die Zutaten unseren großen Streik", verkündete Melanie stolz.

„Für euren Streik?", entfuhr es Emma und Tina unisono.

„Ihr habt richtig verstanden, für unseren Streik."

„Wann und wen wollt ihr denn bestreiken und vor allem, wer ist *wir*?"

Melanie verschränkte zufrieden ihre Arme vor der Brust. Das war eindeutig ihr Auftritt. „Zum ersten Teil deiner Frage, Emma. Wir streiken vom Freitag, den einunddreißigsten Dezember bis zum zweiten Januar des neuen Jahres. Wir werden sämtliche Bordelle, Puffs, Laufhäuser, Massagesalons und Bars, in denen unsere Kolleginnen anschaffen bestreiken. Wir machen so viel Rotlichtschuppen wie nur möglich dicht für die Männer dieser Welt." Sie verbesserte sich. „Na ja, für die Männer in Deutschland. Es haben sich abertausende Teilnehmerinnen angemeldet. Und die, die von ihren Zuhältern davon abgehalten werden, deren Einrichtungen bestreiken wir von außen, geschützt durch unseren eigenen Sicherheitsdienst."

Sie kam so richtig in Fahrt. „Außerdem werden bei der großen Kundgebung vor dem Brandenburger Tor etliche Prominente auftreten und eine Rede halten. Ich darf vorher nicht verraten, um wen es sich handelt, aber zumindest so viel: Es sind Schauspielerinnen dabei, zwei bekannte Sängerinnen und zwei Politikerinnen. Außerdem eine Frauenrechtlerin aus den Niederlanden und eine aus der Schweiz. Nach der Kundgebung am Einunddreißigsten vor dem Brandenburger Tor werden wir *Unter den Linden* entlang marschieren und einen riesigen Radau veranstalten", sie zeigte auf einen Stapel Kisten, der Trillerpfeifen, Rasseln und Ratschen enthielt. Doch sie war noch nicht fertig. „Und ab diesem Zeitpunkt bis zum Ende des zweiten Januars können die Herren alle wieder zu Hause Sex mit ihren Partnerinnen üben, denn die Rotlichtszene wird schlicht und einfach zu sein. Und wer keine Partnerin hat, der übt sich eben in Enthaltsamkeit." Melanie holte tief Luft. Sie strahlte über das ganze Gesicht.

Emma und Tina suchten nach einer Sitzgelegenheit. Trotz der Kälte in der Lagerhalle ließen sich beide je auf einem Stapel Kisten nieder.

„Ihr müsstet eure Gesichter sehen", rief die Chefin von Kassandra begeistert.

„Das muss man erst einmal verdauen", stimmte ihr Emma zu.

„Wer ist auf diese unglaublich verwegene Idee gekommen?", wollte Tina wissen.

Melanie zeigte auf sich selbst: „Die Verwegene steht

direkt vor euch."

„Ein irrer Plan, absolut genial", fügte Emma hinzu.

„Ihr seid doch dabei, oder?"

„Natürlich", bestätigte Emma und ohne Tinas Antwort
abzuwarten, stellte sie die nächste Frage: „Und welcher
Sicherheitsdienst schützt euch? Die Rocker und Biker
sind ja wohl selber viel zu sehr ins Milieu verstrickt."
„Mangold Security. Mit dem Chef von dem Unternehmen
hatte ich mal was. Wir sind noch immer Freunde und ich
bekomme einen guten Preis."

„Von denen habe ich noch nie etwas gehört", stellte
Emma fest.

„Nun, deren Einsatzgebiet ist eher Berlin und Umgebung",
gab Melanie ehrlich zu.

„Aha."

Alle drei hingen für einen Moment ihren eigenen
Gedanken nach, dann fragte Tina: „Nehmen an dem
Marsch nach der Kundgebung noch andere
Organisationen teil?"

Melanie, die sich zwischenzeitlich ebenfalls gesetzt hatte,
sprang auf. „Mensch, das hätte ich beinahe vergessen zu
erwähnen. Verschiedene Schwulen- und Lesbenverbände
unterstützen uns, ebenso zwei Frauenverbände und eine

große Tierschutzorganisation schließt sich uns an."
„Wie kommen die denn dazu?"

„In Dänemark gibt es mittlerweile Bordelle, in denen
Männer, die auf Zoophilie stehen, ganz legal und mit
Duldung der Behörden ihrer Perversion frönen können."
„Zoophilie?", fragte Tina.

„Sex mit Tieren", erklärte Melanie, „Diese abartigen
Säcke bezeichnen es natürlich als Liebe. Sie wie die
Pädophilen sich ja auch immer herausreden, sie hätten nur
das Wohl der Kinder im Auge, wenn sie sich an ihnen
vergehen."

„Die Welt ist so widerwärtig", schimpfte Emma, „Eure
Aktion ist Klasse, aber sollten wir nicht die Presse
informieren und ihnen diese Papiere der Staatssekretärin
zuspielen?"

„*Wir* schon mal gar nicht", korrigierte sie Melanie in
einem Ton, der keinen Zweifel daran ließ, wer hier das
Sagen hatte, „Die Presse bekommt zwei Tage vorher
Bescheid. Ich möchte nicht, dass zu viele Leute über
unsere Aktion informiert sind und uns dazwischen
funken."

„Aber diese Gesetzesnovelle …."

Melanie schnitt Emma das Wort ab. „Dieses
Gesetzesvorhaben ist vermutlich nur ein weiterer Versuch,
die Menschen ruhig und unwissend zu halten. Weshalb

sollten die das wirklich umsetzen? Weil sie ein Herz für Nutten haben?"

„Ich sehe das anders."

„Das kannst du gern."

Die fröhliche, ausgelassene Atmosphäre war unvermittelt umgeschlagen. Spannung lag in der Luft.

Melanie stand mit verschränkten Armen zwei Meter vor Emma. Diese betrachtete ihr Gegenüber. Die kleine, drahtige Frau mit den kurzen, grauen Haaren, füllte mit ihrer Autorität den Raum aus. Die engen Jeans und die schwarze Lederjacke gaben ihr ein dynamisches Aussehen. Zwei kleine Ohrstecker funkelten im Licht der Leuchtstoffröhren.

Emma überlegte, ob sie das sein könnte, in ein oder zwei Jahrzehnten? Der Gedanke gefiel ihr nicht. Sie wollte für sich etwas machen, ihrem Leben eine andere Richtung geben, zumindest eines Tages. Doch die Idee mit dem Streik, dem anschließenden Marsch und der dreitägigen Ruhepause im Rotlicht Milieu hatte sie gepackt.

Melanie verzog noch immer keine Miene und auch Emma stellte auf stur. Es war Tina, die es nicht mehr aushielt und eine unverfängliche Frage stellte. „Ist der Termin denn gut gewählt? Ich meine wegen der Feiertage."

Melanie sah sie an und antwortete überraschend freundlich. „Ursprünglich sollte der Streik sogar eine ganze Woche dauern, aber das ließ sich nicht organisieren. Und was den Zeitpunkt betrifft, der ist mit voller Absicht so gewählt ...“

„Die Kerle haben Zeit und Geld, ergo wollen sie bumsen“, vervollständigte Emma den Satz und erntete dafür ein Lächeln von Melanie.

Das Eis war gebrochen und die Stimmung wieder entspannt. Sie verließen die Halle und stiegen in den Peugeot.

-

Auf der Rückfahrt standen sie in einem Stau. Zweihundert Meter vor ihnen waren zwei Fahrzeuge ineinander gefahren. Blaulichter von Polizeifahrzeugen und Krankenwagen blitzten in der Nacht.

„Ich frage mich, wieso wir bis heute nichts von eurem Vorhaben mitbekommen haben?“, überlegte Emma laut.

„Wir haben an die allermeisten uns bekannten und recherchierbaren Adressen Flyer verschickt. Vielleicht hat sie jemand aus eurem Briefkasten genommen?“, vermutete Melanie.

„Möglich, trotzdem sind wir schlecht informiert."

„Ihr surft auf den falschen Internetseiten", sagte Melanie mit einem Augenzwinkern.

Nun mischte sich Tina mit ein. „Ich überlege gerade wo wir heute übernachten werden?"

Melanie drehte sich nach hinten um. „Selbstverständlich bei mir. Ihr seid meine Gäste, das ist doch wohl klar."

Tina bedankte sich und Emma betrachtete Melanie. Die Vorsitzende vom Kassandra Verein war in keiner Weise nachtragend. Der kleine Disput von vorhin vergessen.

-

Sie saßen im *Chez Daniel*, Melanies Lieblingsrestaurant, im Berliner Wedding, dem Stadtbezirk, in dem sie auch wohnte. Hier war sie häufiger zu Gast, besonders wenn sie Besuch ausführte. Der Besitzer des Lokals hatte ihnen einen kleinen Ecktisch zugewiesen. Ansonsten war alles bis auf den letzten Platz belegt. In der Vorweihnachtszeit liefen die Geschäfte besonders gut.

Sie amüsierten sich gerade über Emma, die lediglich eine vegetarische Vorspeise bestellt hatte und dazu bei dem verdutzten Kellner dreimal das gleiche Dessert orderte. „Ich liebe nun mal Crème brûlée", rechtfertigte sie sich gut gelaunt, „schon allein der Name macht Appetit. Ein deutscher Nachtisch heißt dann zum Beispiel *Rote Grütze*, Igitt."

Die beiden anderen Frauen aßen mit Begeisterung ihre Canard a lorange.

Der Abend war lang und die Stimmung ausgelassen. Nachdem sie die zweite Flasche Rotwein fast geleert hatten, drängte die Kassandra Chefin zum Aufbruch. „Morgen gibt es eine Menge zu tun, lasst uns gehen."

„Wir helfen dir natürlich", versprach Emma. Sie lallte beim Sprechen, denn genau wie bei Tina und Melanie verfehlte auch bei ihr der Rotwein seine Wirkung nicht.

Tina hob ihr Glas: „Santé."

Als kleiner Dank für die Gastfreundschaft wurde Melanie eingeladen. Zunächst lehnte sie ab, doch Emma und Tina bestanden darauf.

Sie schlenderten die zwei Straßenzüge bis zur Wohnung von Melanie. Die Kälte spürten sie seltsamerweise nicht mehr. „Was Alkohol so alles mit einem macht, Hicks."

Tina betrachtete ihre Freundin belustigt. „Ich habe dich eigentlich noch niemals betrunken gesehen."

Emma streckte ihr die Zunge raus. „Ich dich auch nicht, Frau Carnelli."

„Bin vollkommen nüchtern, du Kuh."

„Selber Kuh."

Beide muhten jetzt lautstark um die Wette.

Melanie verdrehte amüsiert die Augen. „Mädels, wir sind da."

Emma zeigte auf das Klingelschild. „Du heißt *Starke* mit Nachnamen?"

„Von Geburt an."

Tina zwickte Mel am Oberarm. „Ist nicht nur stark, sondern heißt auch so."

„Ich heiße Starke, nicht Stark", verbesserte Melanie gut gelaunt. Es war eine Weile her, dass sie so ausgelassen herum geblödelt hatte.

Emma zeigte nach oben. „Du wohnst in einer Fabrikhalle?"

„In einem Loft", verbesserte Melanie, „und jetzt rein mit euch."

Sie stupste die anderen vor sich her, bis vor dem alten Aufzug standen.

„Fährt das Teil?", fragte Tina ohne wirklich besorgt zu sein.

Statt zu antworten zog Melanie die Gittertür auf. „Bitte schön."

Nacheinander traten sie ein und nachdem Melanie den Schalter betätigt hatte, setzte sich der Fahrkorb geräuschvoll in Bewegung. „In der Regel bleibt er eigentlich nicht hängen", scherzte sie, woraufhin Emma zu Boden rutschte und erwiderte. „Dann übernachten wir eben hier drin, auch egal."

Mit einem Ruck hielt das Gefährt und Melanie zog Emma hoch. „Im Erdgeschoss ist übrigens eine Schule für Malerei und im ersten Stock eine Werbeagentur. Die hat uns auch bei den Vorbereitungen zum Streik geholfen."

„Sonderrabatt, weil du den Chef kennst", erwiderte Emma ironisch.

„Nein, nicht den Chef, ich kenne die Chefin."

„Oha."

Sie betraten die Loftwohnung und sowohl Emma als auch Tina hielten für einen Moment den Atem an. Die einhundertfünfzig Quadratmeter große und modern ausgebaute ehemalige Fabrikhalle hätte vom Titelbild der neuesten Ausgabe von *Schöner Wohnen* stammen können. Perfekt verarbeiteter Backstein zierte die Wände und acht riesige Fenster ergaben bei Tag eine Helligkeit, die jedem Atelier zur Ehre gereicht hätte.

Das gesamte Loft bestand, vom Bad abgesehen, nur aus einem Raum. Im rechten Bereich lud eine offene Küche zum Kochen ein und in der linken Ecke verführten drei überdimensionale Sofas zum Faulenzen. Über ein Drittel der Fläche erstreckte sich eine Galerie, zu der man über eine Wendeltreppe aus Stahl gelangte. Melanie folgte den Blicken der beiden nach oben. „Mein Schlafgemach."

Emma betrachtete sie. „Ich weiß ja nicht, wie in Berlin die Immobilienpreise sind, aber in München würdest du ein Vermögen an Miete für so etwas Außergewöhnliches zahlen."

„Ich zahle keine Miete, es gehört mir."

„Puh, da bin ich baff."

Tina lümmelte bereits in einem der Sofas. Melanie sah es und schmunzelte. „Genau das sind eure Schlafkojen für heute Nacht. Bettzeug bringe ich gleich."

Emma ließ sich im Nachbarsofa von ihrer Freundin nieder. „Was so etwas wohl kostet?"

„Eine viertel Million", antwortete Melanie anstelle von Tina. Sie war schon wieder zurück und trug frische Decken unter dem Arm.

„Hast du geerbt? Falls ich fragen darf."

Melanie schüttelte den Kopf. „Ich hatte nie viel Geld. Anfangs musste ich sogar fast alles, was ich verdient hatte, an meinen Zuhälter abgeben. Später dann, während meiner Zeit im SM-Studio, als ich quasi selbstständig und auf eigene Rechnung gearbeitet hatte, verdiente ich ordentlich, aber für Wohneigentum hätte es nie gereicht."

„Wie bist du von dem Zuhälter denn los gekommen?", wollte Tina wissen. Ihr fielen fast die Augen zu, doch was sie hörte, hielt sie noch ein wenig wach.

Melanie ging zum Schreibtisch und holte zwei Exemplare desselben Buches heraus. „Er wurde erschossen. Bei Revierkämpfen mit der kurdischen Mafia. Steht alles da drin." Sie gab den beiden jeweils ein Buch.

Emma las den Titel laut vor. „Der lange Weg aus dem Milieu - Der Kampf einer Betroffenen." Dann drehte sie das Buch um und las auf der Rückseite weiter. „Der Millionen Bestseller von Melanie Starke, jetzt auch als Taschenbuch und ebook."

Sie sahen sich alle drei an. „Du hast einen Bestseller geschrieben?", fragte Tina erstaunt.

„Es verkauft sich ganz gut", antwortete Melanie bescheiden. „Vor allem die Übersetzungen ins Englische und Französische haben den Verkauf nochmals angekurbelt."

Emma wies auf den Raum. „Daher dieses Loft und ich dachte, du wärst eine reiche Erbin."

Melanie lachte. „In meiner Verwandtschaft gibt es nichts zu erben. Und mehr als die Hälfte der Tantiemen stecke ich in mein Baby."

„Kassandra?"

„Genau. Doch jetzt wird geschlafen. Morgen früh könnt ihr mir noch weitere Löcher in den Bauch fragen."

Sie waren einverstanden und in weniger als fünf Minuten tat der Wein sein übriges. Lautes Schnarchen erfüllte den Raum.

-

Kurz nach acht Uhr am nächsten Morgen saßen alle drei auf den Barhockern, die neben der Küche an der zwei Meter langen Theke aufgereiht waren. Gestern hatte niemand mehr ein Auge für solche Details gehabt.

Tina und Emma wollten nichts essen. Mit schweren Kopf klammerten sie sich an ihre Kaffeetassen.

Melanie hatte sie gnadenlos aus den Schlafsofas gescheucht. Als Aufmunterung legte sie jeder eine Aspirin hin. „Es wartet noch viel Arbeit auf uns und ihr könnt mir helfen."

„Wie kann man nur so gut gelaunt um diese Uhrzeit sein?", stöhnte Emma.

„Weil ich eine Aufgabe habe, das ist das Geheimnis. Ich versuche meinem Leben einen tieferen Sinn zu geben."

Wieder dieser belehrende Ton, dachte Emma, hielt sich aber zurück. Zum Streiten war es zu noch früh, außerdem wollte sie die freundschaftliche Bande, die sich gestern zwischen ihnen gebildet hatte, nicht zerstören.

Tina bedeutete ihnen ruhig zu sein. Sie hielt ihr Handy ans Ohr und lauschte, dann legte sie wieder auf.

„Wen hast du angerufen?", fragte Emma.

„Uns, vielmehr habe ich eine Fernabfrage unseres Anrufbeantworters durchgeführt."

„Bei uns auf Arbeit?"

„Richtig, ich wollte wissen, was los ist in unserem Puff."

„Und, hat sich jemand angesagt?", fragte Emma gelangweilt.

„Nein, alle akzeptieren anscheinend, dass wir ein paar Tage geschlossen haben."

„Sollen an sich selber herum fummeln", entgegnete Emma barsch.

Melanie lachte. „Trinkt euren Kaffee aus. Wir fahren in zehn Minuten in mein Büro."

Tina suchte nach den richtigen Worten. „Ich habe heute morgen, während du geduscht und du", sie sah Melanie an, „Croissants gekauft hast, mit meinen Eltern telefoniert. Sie sind Frühaufsteher."

„Kommen sie auch zur Demo?", fragte Emma. Sie spielte heute morgen die Garstige.

„Nein, aber ich werde zu ihnen fahren."

Emma war hellwach. „Wann?"

„Heute noch. Ich möchte Heiligabend mit ihnen verbringen. Sie sind schon älter und wissen nichts von meinem Job. Sie freuen sich einfach auf ihr einziges Kind."

Emma betrachtete Tina, als käme sie von einem anderen Stern. „Wir haben hier eine Aufgabe. Schon vergessen?"

„Tut mir leid. Das ist eure Aufgabe. Ich bin keine Revolutionärin. Als ich im horizontalen Gewerbe angefangen habe, ging es mir nur ums Geld. Ich habe nicht vor die Welt zur retten."

Emmas Enttäuschung war grenzenlos und nicht in Worte zu fassen. Nun hatten sie endlich die Möglichkeit etwas zu bewegen, da versagte ihre beste Freundin.

Zu aller Überraschung reagierte Melanie ausgesprochen milde. „Das ist vollkommen in Ordnung. Ich fahre dich zum Bahnhof. Danach komme ich wieder her und hole Emma ab. Ihr seid doch mit Emmas Auto hier, oder?"

„Richtig und das bekommt sie auch nicht!", fügte Emma sauer hinzu.

Tina versuchte zu beschwichtigen. „Jetzt sei nicht beleidigt. Wir sehen uns doch am ersten Weihnachtsfeiertag in Schwabing zur Arbeit?"

„Weiß ich noch nicht. Viel Spaß mit Mami und Papi unterm Weihnachtsbaum!"

-

In der halben Stunde, in der Melanie Tina zum Bahnhof fuhr, nippte Emma missmutig an ihrem Kaffee. Die Aspirin blieb unangetastet. Sie überlegte, ob sie ihren Freund Lukas oder ihre Eltern anrufen sollte, ließ es dann aber sein. Sie spürte nicht den Hauch von Weihnachtsstimmung und außerdem war Heiligabend erst morgen.

„Ich brauche vor allem dich. Du bist die Stärkere, auch wenn ich Tina sehr mag", sagte Melanie gleich nachdem sie zurückgekommen war.

„Ich dachte, sie sei meine Freundin."

„Das kann sie dennoch sein."

„Freunde lässt man nicht im Stich!", beharrte Emma.

„Sie hat dich nicht im Stich gelassen. Sie will mit ihren Eltern die Feiertage verbringen, daran ist nichts auszusetzen."

„Wenn du es sagst."

„Hast du niemanden, mit dem du Weihnachten verbringen willst?"

„Anderes Thema!"

Melanie lächelte. „Gut, fahren wir ins Büro. Ich habe eine wichtige Aufgabe für dich."

Die *wichtige* Aufgabe entpuppte sich als langweilige Beschäftigung, zumindest nach Emmas Einschätzung. Sie sollte die Bordelle in Norddeutschland, von denen man annahm, dass sie ausschließlich von Frauen geführt wurden, per Email über ihr Vorhaben informieren. Die Mitte des Landes und den Süden hatten Sabrina und Roswitha in den Tagen zuvor abgearbeitet.

Die größeren Etablissements, in denen mehr als zehn Prostituierte arbeiteten, wurden zusätzlich per Brief über die Kundgebung, den anschließenden Marsch sowie die drei folgenden Ruhetage verständigt.

„Wir haben bisher über fünfzig Prozent positive Rückmeldungen erhalten", versuchte Roswitha Emma aufzubauen. Ihr war nicht entgangen, wie missmutig ihre neue Helferin an die Sache ging.

„Genügt das denn, um wirklich etwas zu bewegen?"

„Wir werden niemals alle ins Boot bekommen. Schon gar nicht die Häuser, die von Männern geführt werden."

„Und euer Security-Dienst? Sind das denn so viele?"

„Nein", antwortete Roswitha aufrichtig, „Die setzen wir vor allem in Berlin ein."

Emma sah sie enttäuscht an.

„Gestern warst du euphorischer", stellte Roswitha fest.

„Kann sein. Wenn man eine Nacht darüber geschlafen hat, erscheinen manche Ideen in einem realistischeren Licht."

„Und außerdem hast du einen zünftigen Kater", entgegnete Roswitha. Sie holte aus der kleinen Küche eine Kanne Kaffee und schenkte Emma nach.

„Danke, mittlerweile dürfte ich mehr Koffein im Blut haben als alles andere. Wo steckt Melanie eigentlich?"

„Die ist immer unterwegs, irgend etwas abklären oder mit wichtigen Leute reden. Heute morgen trifft sie sich mit den Vorsitzenden eines Berliner Schwulen- und Lesbenvereins."

„Sie sollte lieber dieser Politikerin auf den Zahn fühlen", hielt Emma dagegen.

„Das ist so eine Sache. Wir haben vorhin nochmal über diese Papiere von der Staatssekretärin gesprochen."

„Und?"

„Wir sind der Meinung nicht an die Öffentlichkeit zu gehen."
„Weshalb?", fragte Emma erstaunt. Sie war davon ausgegangen, dass Melanie in den nächsten Tagen bei Heike Dobland vorsprechen würde, wenn nicht sogar bei der Familienministerin persönlich.

„Es könnte sich kontraproduktiv auf unser Anliegen auswirken."

„Kontraproduktiv?"

„Das bedeutet ..."

„Ich weiß was kontraproduktiv bedeutet", unterbrach sie Emma. „Aber warum? Wie kommt ihr darauf oder sollte ich besser fragen, wie kommt Frau Melanie Starke darauf?"

Roswitha ließ sich nicht in die Enge treiben. „Uns schwebt ein gesellschaftlicher Wandel vor. Ein Umdenken der Menschen muss stattfinden. Nicht eine von Oben verordnete Läuterung. Wenn wir zu nah an der Politik sind, verlieren wir möglicherweise unsere Glaubwürdigkeit."

„Na dann viel Spaß beim Heranzüchten eures neuen Männertyps", blaffte Emma.

„Es geht genauso um die Frauen in diesem Land", sagte Melanie. Sie stand überraschend in der Tür.

„Ich wollte nicht lauschen, entschuldigt bitte." Sie legte ihren Arm auf Emmas Schulter. „Die Einstellung zur Prostitution betrifft alle Menschen. Wir müssen ein Signal setzen und uns nicht bei der Politik anbiedern."

Emma beharrte auf ihrem Standpunkt. „Mit Anbiedern hat das nicht zu tun. Wir sollten nur all unsere Munition verwenden."

Melanie betrachtete Emma nachsichtig, genauso, wie diese es hasste. „Glaube mir, ich bin länger in diesem Geschäft und habe mehr Erfahrung."

„Und machst deshalb immer alles richtig? Gestern klangen deine Worte anders."

Doch Melanie belehrte sie weiter. „Da habe ich von Splitterparteien und einzelnen, uns zugewandten Politikern gesprochen. Die großen, etablierten Parteien werden niemals auf unserer Seite stehen."

„Und wenn doch?"

Melanie holte tief Luft. „Frauen, die als Sexworker arbeiten, sind mehr als nur Liebesdienerinnen. Sie sind Zuhörer, Gesprächspartner, ja manchmal sogar Therapeutinnen. Wir bieten den Kunden eine Projektionsfläche für ihre Sehnsüchte an. Das alles schreit nach öffentlicher Anerkennung und nicht nach Gesetzesvorlagen."

Das war Emma zu kopflastig. „Warum sollten wir nicht beides haben können?"

Melanie und Emma besaßen ein ähnliches Temperament. Der Ersten platzte nun der Kragen. „Und was will Frau

Laura Emma Singer denn mit ihrem Leben anstellen, wenn sie nicht mehr für Geld vögeln darf? Ach, ich vergaß, du machst ja in Kürze eine Praxis als Fußpflegerin auf oder wie sagt man, als Podologin."

Emma lief rot an. Tina, die blöde Kuh, hatte mal wieder geplaudert. Es war aber nicht der süffisante Ton, der sie zur Weißglut brachte, sondern die Tatsache, dass die Kassandra Chefin voll ins Schwarze getroffen hatte.

Ihr Mund hatte sich zu einem dünnen Strich verformt. Melanie stand ihr mit verschränkten Armen gegenüber. Sie triumphierte nicht, aber ihr Kampfgeist war ohne Zweifel geweckt. Obwohl Emma in Rage war, wusste sie, dass sie hier und jetzt nichts erreichen konnte. Mit mühsam unterdrückter Wut schnappte sie ihre Daunenjacke. „Ich muss an die Luft!"

In rasendem Tempo lief sie durch die Straßen, rempelte dabei zweimal andere Fußgänger an und hetzte weiter, ohne sich zu entschuldigen. Nach zwanzig Minuten kam die Siegessäule in Sicht und Emma lief kreuz und quer durch den Tiergarten. Mittlerweile hämmerten ihre Kopfschmerzen und sie setzte sich erschöpft auf eine Bank. Doch die Kälte kroch ihr bereits nach kurzer Zeit in die Glieder und sie lief weiter.

Ihre Gedanken kreisten. Zweifel an ihrem Job, die sie früher nie gekannt hatte, wechselten sich mit einer ungeheuren Wut über Melanie ab. Sie gestand sich ein, dass der Weg, den Kassandra gehen wollte, nicht ihr Weg war. Doch welche Richtung sollte sie einschlagen? Sie fand keine Antwort und musste erneut erkennen, dass sie nicht bereit war, als Podologin für wenig Geld anderer Leute Füße zu bearbeiten.

Sie schlug den Rückweg ein, denn sie wollte ihre Reisetasche aus Melanies Wohnung holen und nach Hause fahren. Emma hatte den Tiergarten schon hinter sich gelassen und tauchte wieder in den hektischen Morgen des Berliner Verkehrs ein, da ragte vor ihr an der Ecke Kantstraße und Joachimsthaler Straße ein zehnstöckiges Gebäude auf. Über dem Dach prangte in großen roten Leuchtbuchstaben der Schriftzug: *BLITZ*

Es war Berlins größte Boulevardzeitung, die weit über die Stadtgrenzen hinaus regelmäßig mit ihren Artikeln für Furore sorgte.

Emma blieb abrupt stehen. Sollte sie es wagen? Der Gedanke war verlockend. Durfte sie das? Und sie beantwortete die Frage für sich gleich selbst. Sie durfte und musste sogar!

Schnell fand sie den zwölfseitigen Gesetzesentwurf, von dem sie Melanie und ihren Mitarbeiterinnen die Kopien überlassen hatte. Ein Flyer von Kassandra, der für die Rotlichtbetriebe gedacht war und den Streik ankündigte, steckte ebenfalls in ihrer Tasche. Sie nahm beides heraus und überflog die Texte ein weiteres Mal. Langsam ging sie auf die Zentrale des *BLITZES* zu. Ein leicht flaues Gefühl in der Magengegend sowie die noch immer hämmernden Kopfschmerzen machten den Gang nicht einfacher.

Vor der großen Drehtür angekommen, überlegte sie, ob sie die Unterlagen ohne weiteren Kommentar einfach in den Briefkasten werfen sollte. Doch das kam nicht in Frage. Sie spürte das Adrenalin in den Adern. Zu ihrer Freude verschwanden nun auch die unsäglichen Kopfschmerzen. Beherzt trat sie ein und sah sich um. Die Wände waren mit gerahmten Ausgaben des *BLITZES* gepflastert. Es handelte sich um besonders erfolgreiche Schlagzeilen.

In der Mitte der Eingangshalle stand ein runder Empfangstresen. Emma schritt darauf zu und wurde von einer Dame mittleren Alters in blauen Kostüm mit einem strahlenden Lächeln begrüßt.

„Wenn ich eine Top-Meldung für ihre Zeitung habe, wende ich mich dann direkt an den Chefredakteur? In welcher Etage finde ich den?"

Die Empfangsdame betrachtete Emma mit gönnerhafter Miene. „Worum geht es denn?"

„Das möchte ich nicht hier an der Pforte ausbreiten."

„Sie verstehen sicher, dass ich nicht jeden einfach so zu den Redakteuren lassen kann."

„Nein, das verstehe ich nicht."

„Nun, Sie können sich auf unserer Homepage einloggen und dort ihre Information an das entsprechende Ressort leiten." Der Ton wurde eindeutig kühler.

Emma sah nach hinten zu den Aufzügen. Die Empfangsmitarbeiterin ahnte ihr Vorhaben. „Wir haben einen sehr guten Sicherheitsdienst im Haus."

Die Kopfschmerzen meldeten sich mit unvermittelter Härte zurück. Was tat sie hier? Einer Schnapsidee nachgehen? Emma war es inzwischen schon egal. Sie knallte die Papiere samt dem Flyer auf die Empfangstheke. „Übergeben Sie das dem Chef für Politik. Sie können den ganzen Scheiß auch einfach in den Müll werfen!" Damit verschwand sie aus dem Gebäude und ließ eine verdutzte BLITZ-Mitarbeiterin zurück.

Die frische Luft tat gut. Nach wenigen Minuten fand sie sich in der Düsseldorfer Straße wieder. Die Vorstellung, dort wieder hinein zu gehen und sich mit Melanie und den anderen auseinander zu setzen, war grauenvoll. Doch ihre Reisetasche befand sich noch in der Wohnung der Leiterin von Kassandra.

Emma dachte einen Augenblick nach. An für sich hatte sie

in ihrer Handtasche alle wichtigen Dinge. Handy, Portemonnaie und so weiter. Auf ihre Klamotten, den Fön und die Badelatschen konnte sie getrost verzichten. Den Preis dafür, nämlich sich die Blöße zu geben und Melanie zu bitten, zu ihrer Wohnung zu fahren, um die Sachen zu holen, war ihr zu hoch. Sie ging zwei Straßen zurück, dahin wo sie gestern ihren Mini geparkt hatte.

Nur eine halbe Stunde später zog die Landschaft neben der Autobahn an ihr vorbei. Sie fühlte sich ein wenig besser und gnädigerweise ließen die Kopfschmerzen endlich nach.

-

24. Dezember 2016, 9:00 Uhr

Berlin-Zehlendorf

Im Haus der Doblands

Heike Dobland knallte den *BLITZ* ihrem Mann direkt auf den Frühstücksteller. „Ich möchte nur wissen, warum?", forderte sie in aggressivem Ton. Heute war Heiligabend und sie musste nicht ins Familienministerin. Sie hatte sich auf eine ausgiebige Morgenrunde mit ihrem Hund Kalle gefreut. Unglücklicherweise endete diese schon nach zehn Minuten, denn der Kiosk am Gemeindewäldchen verfügte über ein großes Angebot an Tageszeitungen. Vom Zeitungsständer schrie sie der *BLITZ* an:

NIE WIEDER PROSTITUTION IN UNSEREM LAND?

Die Schlagzeile war in großen Lettern gedruckt und nahm die Hälfte der Titelseite ein.

Torsten Dobland nahm die Zeitung irritiert zur Hand. Weder er noch seine Frau lasen sonst jemals dieses Blatt.

„Für unsere Mitarbeiter lege ich meine Hand ins Feuer. Wer außer dir hatte sonst Zugang zu der Gesetzesnovelle?", fragte Heike scharf. „Niemand!", beantwortete sie die Frage selbst.

Ihr Mann suchte nach einer Erwiderung, ihm fiel jedoch nichts Passendes ein.

Sie nahm die Zeitung wieder an sich und wedelte damit vor seiner Nase. „Kannst du dir auch nur ungefähr ausmalen, wie die Ministerin reagieren wird? Nein, kannst du nicht! Deshalb möchte ich wissen, wieso du heimlich an meinen Sachen herum schnüffelst und weshalb du diese Unterlagen der Presse zugespielt hast?"

Torsten Dobland wollte gerade seiner Frau erklären, wie unschuldig er sei, da fiel es ihm wieder ein. Er hatte diese blöden Papiere aus einer Laune heraus mit nach München genommen. Damals wollte er Emma mit seinem Insiderwissen beeindrucken, sie vielleicht auch zum Aufhören bewegen, was jedoch angesichts ihrer möglichen Schwangerschaft fehlgeschlagen war. Nun kamen die Erinnerungen schlagartig zurück. Dieses Miststück musste ihm die Unterlagen geklaut und diesem Wurstblatt von einer Zeitung zugespielt haben. Vermutlich aus reiner Boshaftigkeit. Er sah zu seiner Frau auf. Sein Blick sprach Bände.

„Oh Gott, ich habe es gewusst!", stöhnte Heike laut auf. „Bis eben hatte ich noch die vage Hoffnung, dass alles ein Missverständnis sei, vielleicht doch ein anderer mir diesen Knüppel zwischen die Beine geworfen hat. Aber nein, du bist es tatsächlich gewesen. Du hast mich ins offene Messer laufen lassen." Sie stand mit dem Rücken am Kühlschrank und rang nach Fassung.

„Weshalb?", fragte sie resigniert.

Torsten Dobland schüttelte den Kopf. „Ich war das nicht. Jemand hat mir die Unterlagen geklaut."

"Jemand? Wer?"

„Kennst du nicht."

„Du wühlst in meinen Sachen, kopierst vertrauliche Unterlagen, schleppst sie mit dir herum und lässt sie von *jemanden* klauen?"

Die Verachtung in ihrer Stimme traf ihn mehr, als er erwartet hätte. Das Herabblicken auf ihn, ja dieses offene Verabscheuen traf ihn ins Mark. Sich seines Fehlers bewusst, versuchte er sich zu entschuldigen, doch seine

Frau schnitt ihm das Wort ab. „Du kannst an den Feiertagen tun und lassen was du willst. Ich packe jetzt meine Sachen und fahre zu meiner Cousine nach Kiel und den Hund nehme ich mit. Und frage nicht, wann ich zurück kommen werde. Frag nicht, denn ich weiß es nicht. Ich muss über vieles nachdenken und möglicherweise bin ich sogar meinen Job im Ministerium los. Wenn sie dort herausfinden sollten, dass die Unterlagen durch meine Schuld an die Öffentlichkeit gelangt sind, ist das sehr wahrscheinlich."

„Aber wie sollen sie das denn herausbekommen? Ich nehme es auf mich und erkläre es denen."

Es war ein letzter Versuch, doch Heike war schon auf dem Weg ins Schlafzimmer, um ihre Sachen zu packen.

-

Etwa zur selben Zeit stand Emma in ihrer Wohnung in Dachau unter der Dusche. Sie war gestern erst gegen Abend angekommen, denn unzählige Weihnachtsurlauber hatten die Autobahnen verstopft. Unfähig nach diesem Tag noch einen klaren Gedanken zu fassen, ließ sie sich gegen neun Uhr Abends in die Koje fallen und war erst vor einer Stunde aufgestanden. Heute morgen stand

Joggen nicht auf ihrem Programm. Nein, heute würde sie es sich einfach nur gut gehen lassen.

Nach der Dusche fühlte sie sich frisch und voller Energie. Sie zog ihre Lieblingsjeans und dazu einen bunten Pullover von Desigual an. Dann betrachtete sie sich im Spiegel. Ihre Haare brauchten wieder mal eine Tönung. Das Schwarz wich oben auf dem Kopf ihrer eigenen, braunen Haarfarbe. Außerdem musste es geschnitten werden. Zumindest vorne, am Pony. Sie entschied, das konnte bis nach den Feiertagen warten oder sie wollte selber Hand anlegen. Dann besah sie sich von der Seite und strich sich über ihren Busen. Das Thema Brust-OP konnte ebenso warten.

Das Radio lief in der Küche und die Kaffeemaschine verströmte einen verlockenden Duft. Im Backofen lagen zwei leckere Croissants zum Aufbacken bereit. Emma freute sich auf ihr Frühstück. All die Sorgen von gestern waren zumindest für den Moment vergessen. Später hatte sie vor, Luke anzurufen und mit ihm den Tag oder den Abend zu verbringen. Sie dachte sogar daran ihm ein kleines Geschenk für Weihnachten zu kaufen. Das hatte sie zwar noch nie getan, denn beide fanden Weihnachten kitschig und spießig, aber heute war ihr danach zumute.

Die Geschäfte hatten noch ein paar Stunden offen und Emma freute sich auf einen unbeschwerten Tag. Sie schenkte sich gerade Kaffee ein, als ihr Handy klingelte. Sie hoffte nicht, dass ihre Mutter dran wäre, denn mit ihren Eltern wollte sie Heiligabend definitiv nicht verbringen. Sie sah auf das Display und hielt inne. Es war Melanie. Nach der gestrigen Auseinandersetzung verspürte sie keinerlei Lust auf eine Fortsetzung. Aber vielleicht wollte sie sich ja entschuldigen?

Es klingelte schon zum siebten Mal. Sollte sie dran gehen oder nicht? Emma entschied sich dagegen. Doch nach dem zweiten Schluck Kaffee siegte ihre Neugierde und sie fragte die Mailbox ab. Was sie zu hören bekam verschlug ihr den Atem. Die Vorsitzende von Kassandra machte ihrem Ärger in einer Schimpftirade Luft, wie Emma es selten zuvor erlebt hatte. Sie hörte die Nachricht zweimal ab und konnte nicht einmal ihr Handy direkt ans Ohr halten, so sehr wetterte Melanie.

Emma war platt und fuhr augenblicklich ihren PC hoch, wie ihr die Sprecherin von der Mailbox wütend geraten hatte. Dann rief sie die Homepage vom *BLITZ* auf starrte entsetzt auf die Schlagzeile:

NIE WIEDER PROSTITUTION IN UNSEREM LAND?

Unter der reißerischen Überschrift waren Archivbilder von Straßenmädchen abgebildet, die in knappen Shorts und mit Netzstrumpfhosen nach Freiern Ausschau hielten. Dann folgte der Text, der im Prinzip nichts Konkretes aussagte, außer, dass man interne Informationen aus dem Familienministerin erhalten habe. Das Ministerium selber sei zu keiner Stellungnahme bereit.

Emma atmete tief durch. Die Schnepfe von der Rezeption gestern hatte ihre Unterlagen tatsächlich weiter geleitet. Sie hatte nicht damit gerechnet. Und auch nicht mit solch einer Schlagzeile. Aber womit dann? Wenn sie ehrlich war, musste sie zugeben, dass sie gestern nicht an die Folgen gedacht, sondern in aller erster Linie ihrem Frust nachgegangen war.

Was jetzt? Die Information war raus, daran war nichts mehr zu ändern. Trotz allem hoffte sie, dass Melanies Vorhaben keinen Nachteil dadurch haben würde. Den Anschiss hatte sie jedenfalls verdient. Sie schob ihre inzwischen kalt gewordenen Croissants weg. Der Appetit war verflogen. Statt dessen hatte sie ein fahles Gefühl im Magen. Und sie fühlte sich plötzlich einsam in ihrer Wohnung. Wo war die Energie und die Freude von eben geblieben? Sie rief die Kontakte ihres Handys auf und wählte die Nummer von Lukas. Sie wollte sich sowieso mit ihm heute treffen, doch da wussten weder er noch sie, dass Emma einen Seelentröster brauchen würde.

-

In der Wohnung von Lukas Kleinschmidt

Dachau-Süd

„Komm Luke, lass uns hier bei dir bleiben. Ich will nicht nach München auf irgendeine blöde Weihnachtsparty gehen."

Lukas sah Emma verärgert an. „Wir waren doch letztes Jahr auch im Roxy und es hat dir gefallen. Erinnerst du dich?"

„Natürlich erinnere ich mich, aber ich habe dir auch erzählt, was die letzten Tage alles passiert ist."

„Ist doch egal, was die Zeitungen schreiben. Meistens steht sowieso nur langweiliger Mist drin."

„Für mich ist es alles andere als langweilig, was die heraus posaunen", beharrte Emma.

Luke verstand seine Freundin nicht. Es war jetzt kurz nach zweiundzwanzig Uhr, sie hatten jeder eine Grillhähnchen gegessen und zwei Wodka-Cola aus der Dose getrunken. Für ihn der allerbeste Zeitpunkt etwas zu unternehmen. „Wir können auch woanders hin", versuchte er es erneut.

„Ach Luke", sie fuhr ihm durch die langen Haare, „wir
können auch hier unseren Spaß haben." Sie besaß noch
immer ihre Geheimwaffe und die hatte bei Luke stets
funktioniert. Auch wenn ihr nicht der Sinn nach Sex stand,
so war ihr diese Alternative allemal lieber, als sich in die
Münchner Partyszene zu stürzen. Doch ausgerechnet
heute ging Lukas nicht auf ihre Avancen ein. Er löste sich
von ihrer Hand und stand auf.

„Was machst du?"

Er holte seinen kleinen Lederbeutel aus dem Schrank.
„Ich will es mir wenigstes gut gehen lassen, wenn wir
schon zu Hause bleiben."

„In dem du kiffst?", fragte Emma. „Ist das deine
Vorstellung von feiern?"

„Hey, vergiss nicht, du hast mich angerufen."

Emma lenkte schnell ein. Sie wollte ihn nicht verärgern,
außerdem war es seine Wohnung. „Schon Okay", sie
klopfte neben sich auf den leeren Sofaplatz, „setz dich zu
mir."

Betont langsam schlenderte er zu ihr. Er sah deutlich
jünger aus, als seine vierundzwanzig Jahre vermuten
ließen. Emma fragte sich nicht zum ersten Mal, weshalb
er so an ihr hing. Er war sanftmütig, tolerant und
rücksichtsvoll. Eigentlich viel zu gut für mich, dachte sie.
Heute Abend wurde ihr allerdings klar, wie sehr sie ihn

brauchte. Nie zuvor hatte sie es sich so ehrlich eingestanden.

Luke legte eine DVD ein und fläzte sich zu ihr auf die Couch. Genüsslich rauchte er seinen Joint und trank eine Flasche Bier dazu. Emma schenkte sich noch ein Glas Rotwein ein und knabberte, ganz im Gegensatz zu ihren sonstigen Essgewohnheiten, eine Handvoll Paprika-Chips. Sie rückte noch näher an ihren Freund heran. Die Nähe tat ihr gut und um sich für sein Verständnis zu revanchieren, strich sie langsam und zärtlich über seine Oberschenkel. Als sie sich jedoch am Reißverschluss seiner Jeans zu schaffen machte, wehrte er sie behutsam aber eindeutig ab. „Lass uns einfach den Film schauen, ja?"

Emmas Finger glitten wieder in die Chipstüte. Offensichtlich hatte sie jeden Tag etwas Neues zu lernen.

Die Nacht verlief unspektakulär. Nach einem weiteren Film schliefen beide ein, ohne dass es zu Körperlichkeiten gekommen wäre. Luke war bekifft und schlief wie ein Bär, wohingegen Emma die halbe Nacht kein Auge zu machen konnte. Ihre Gedanken kreisten unentwegt über ihr Leben, ihre Arbeit, Melanie und ihre Kollegen und was sie, Emma, angeblich Schlimmes angerichtet hatte. Später überdachte sie ihre Beziehung zu Lukas, die in ihrer Unverbindlichkeit schon fast lächerlich war. Beide beharrten auf ihre Freiheit und Unabhängigkeit, dass es über die Jahre schon beinahe pathologische Züge

angenommen hatte. Keiner von ihnen besaß eine
Ausbildung geschweige denn einen Studienabschluss.
Luke ging damit vollkommen entspannt um. Das Jobben
im Getränkemarkt, mit dessen Verdienst er seine Kifferei
finanzieren konnte, schien ihn weder zu stören noch
seinem Ego etwas anhaben zu können. Und war das Geld
doch einmal knapp, dann bestellte er im Darknet
Cannabis und Marihuana, vertickte es an seine Kumpels
oder wen auch immer, und schon ging es weiter mit der
sorgenfreien Zwanglosigkeit seines Lebens. Emma
hingegen wollte mehr vom Leben, wusste aber weder was
noch mit wem. Seit gestern war ihr bewusst, wie sehr sie
an Luke hing, doch ob sie diese Gefühle als Liebe
bezeichnen konnte, blieb unbeantwortet.

Sie frühstückten im Bett. Luke, wie immer, Cornflakes
und Emma balancierte Kaffee, Knäckebrot und einen
Apfel auf einem Bildband, den ihr Freund kurzerhand
zum Frühstücksbrett ernannt hatte. Luke kippte eine halbe
Flasche Cola in einem Zug hinunter. „Man, das ist aber
wirklich der einzige Nachteil am Haschisch, es macht irre
durstig." Er grinste und war mit sich und der Welt im
Reinen. Jetzt hatte er auch Lust auf Emma. Ohne
Vorwarnung schob er seine Hand zwischen ihre Schenkel.

„Ich gehe heute arbeiten."

Dieser Satz, von Emma kurz und knapp in den Raum
gestellt, verdarb nicht nur alles, nein, es war ein klares
Statement: *Ich mache nachher Sex gegen Geld mit
fremden Männern, aber wenn du willst, dann nimm dir,*

was du brauchst. Ich will nicht, aber halte dich auch nicht davon ab.

Lukas verstand die Botschaft sofort. Er zog seine Hand zurück. „Muss das sein? Ausgerechnet heute?"

„Wir hatten eine Abmachung", hielt Emma dagegen, „mein Job wird niemals zur Diskussion stehen und außerdem habe ich bisher immer am ersten und zweiten Weihnachtsfeiertag gearbeitet. Die Kunden haben gerade dann Geld und Zeit."

„Schon gut, hör auf!"

Emma verzichtete heute wieder auf Joggen. Sie ging gleich ins Bad und während sie unter der Dusche stand, dachte sie an Tina. Sie freute sich nicht auf das Bordell, aber doch auf ihre Freundin. Sie würde sich für ihre blöde Bemerkung von vor zwei Tagen entschuldigen. Vielleicht sogar unterwegs am Bahnhof halten und ihr eine Kleinigkeit kaufen.

Als sie aus dem Bad kam, fand sie Lukas im Sessel sitzend vor. Er rauchte den ersten Joint des Tages. Sie küsste ihn auf die Wange. „Jetzt zieh kein Gesicht. Ich rufe dich später mal an. Vielleicht sehen wir uns ja heute Abend noch."

„Vielleicht."

Kaum vor der Haustür überfiel sie das schlechte Gewissen wegen ihres Freundes. Warum nur musste immer alles so kompliziert sein? Doch es nützte nichts. Tina alles allein zu überlassen wäre unfair und außerdem brauchte sie das Geld. Sie tippte schnell eine Whatsapp mit zehn Herzen und einem Kussmund und schickte sie Luke.

-

Gegen elf Uhr kam Emma in München Schwabing in ihrem Wohnungsbordell im Blumenweg an. Sie hatte tatsächlich noch am Hauptbahnhof gehalten und in einem Lederwarengeschäft eine rotes Etui für Tinas Smartphone erstanden. Die Verkäuferin war sehr nett und hatte es hübsch verpackt, so dass sie das gleiche Modell in Schwarz auch noch für Lukas kaufte. Schließlich war der Heiligabend gestern ziemlich unromantisch verlaufen.

Sie schloss die Tür zum Bordell auf und unmittelbar nachdem sie eingetreten war, alarmierten sie ihre Sinne. Sie konnte nicht sagen, was sie aufhorchen ließ, aber ihr Unterbewusstsein warnte sie.

Emma rief nach ihrer Freundin, doch Tina antwortete nicht. Die Eingangstür war nicht abgeschlossen gewesen, also musste sie bereits hier sein. Oder war sie noch einmal fort gegangen? Doch wohin und wozu? Nein, das war unwahrscheinlich wenn nicht ausgeschlossen.

Emma blieb mitten im Flur stehen. Ihre Nackenhaare stellten sich unwillkürlich auf. Wie ein fremdes Fluidum spürte sie, dass Gefahr in der Luft schwebte. Die Tür zum großen Liebeszimmer stand offen. Emma wagte nicht mehr nach Tina zu rufen, sie wagte kaum zu atmen. Ganz langsam spähte sie um die Ecke und sah in das Zimmer. Die Vorhänge waren zugezogen, wie immer. Nur die zwei kleinen Lampen streuten dezentes Licht in den Raum. Emma konnte nichts entdecken und war vorerst beruhigt. Sie hoffte inständig, dass nur ihre Fantasie überhand nahm und keine bösen Überraschungen auf sie lauerten. Doch dann bleib sie schlagartig stehen. Es war der Schuh, der sie halten ließ. Tinas schwarzer Lederstiefel ragte hinter dem Bett im großen Liebeszimmer hervor. Erst jetzt, Sekunden später, ließ ihr Verstand die Wahrheit zu ihr durchdringen. Ihre Hände wurden feucht und ihr Herz pochte rasend schnell.

„Tina?" Ein zögerlicher Versuch, trotz des Wissens, dass sie neben dem Bett nicht nur den Stiefel ihrer Freundin finden würde.

Emma hatte das Gefühl, sie laufe wie in Trance, als müsse sie sich durch eine unsichtbare zähe Masse kämpfen. Mit größter Willensanstrengung zwang sie sich in das Zimmer zu gehen. Sie schaltete das Licht ein und der helle Schein der Deckenlampe blendete sie augenblicklich. Sie wich zurück und ging doch wieder vorwärts. Sie musste das hier zu Ende bringen, auch wenn sie instinktiv spürte, dass in wenigen Sekunden die Welt nicht mehr so sein würde wie zuvor.

Tina lag in ihrer normalen Alltagsbekleidung erschlagen mit dem Gesicht nach unten neben dem Bett. Aus einer fünf Zentimeter großen Wunde am Hinterkopf sickerte Blut. Der rechte Arm war unnatürlich verdreht und lag teilweise unter dem Oberkörper der Toten. Die Beine waren ausgestreckt und der zweite Stiefel fehlte. Nichts deutete auf einen Kampf hin, nichts auf einen Einbruch. Tina kannte ihren Mörder oder wurde lautlos überrascht. Die Mordwaffe war nirgends zu sehen.

Emma verharrte eine halbe Minute in Erstarrung, dann beugte sie sich vorsichtig zu ihrer toten Freundin hinunter. Unfähig etwa zu fühlen oder einen klaren Gedanken zu fassen, berührte sie Tina vorsichtig am Hals. Reflexartig stieß sie einen Schrei aus. Ihre Freundin war noch warm. Konnte es möglich sein, dass der Mörder noch in der Wohnung war?

Emma wollte im ersten Moment zur Haustür hinaus stürmen, doch dann rannte sie angetrieben vom Adrenalin durch sämtliche Zimmer des Wohnungsbordells, einschließlich der Küche und des Bades. Niemand war mehr anwesend. Hatte sie auf der Straße einen Verdächtigen gesehen? Sie konnte sich nicht entsinnen.

Ihr rationales Denken war für den Moment ausgeschaltet.
Dann lief sie zurück zu Tina. Sie fühlte sich noch immer
warm an. Aber lebte sie noch? Nein, weder Puls noch
Atmung waren zu spüren, überdies klaffte ein großes
Loch in ihrem Schädel. Sie zögerte dennoch keine
Sekunde und drehte Tina um. Sie arbeitete jetzt
automatisch und rief das Wissen ihres Erste Hilfe Kurses
von der Führerscheinprüfung ab. Zuerst schob sie Tinas
Pullover hoch und suchte am Brustbein die richtige Stelle
für die Herzdruckmassage. Dann legte sie den Ballen der
rechten Hand auf den Handrücken der linken Hand und
begann kräftig und tief zu drücken. Nach einer Minute,
die ihr wie eine Ewigkeit vorkam, prüfte sie den Puls.
Nichts. Sie überwand sich und blies ihre Atemluft durch
Tinas Nase. Als das erfolglos blieb streckte sie den Kopf
der Toten nach hinten und blies Luft in ihren Mund. Sie
wiederholte es mehrfach und konnte erkennen, dass sich
Tinas Brustkorb hob und senkte. Dann fuhr sie mit der
Herzdruckmassage fort, dabei hörte sie eine oder zwei
Rippen knacken. Eine häufige Folge bei dem Versuch der
Wiederbelebung, fiel ihr aus dem Erste Hilfe Kurs ein.
Nach weiteren fünf Minuten stoppte sie und prüfte auf
einen möglichen Puls. Wieder ohne Erfolg.

Emma geriet zusehends in Panik. Außerdem war sie
vollkommen außer Atem und verschwitzt. Ihr Verstand
sagte ihr, dass sie ihre Freundin nicht mehr ins Leben
holen würde, doch sie wollte und konnte diese Wahrheit
nicht akzeptieren. Also machte sie noch zehn Minuten mit
der Reanimation weiter bis sie schließlich völlig erschöpft

neben Tina zusammen brach. Ein nicht enden wollender Weinkrampf packte sie.

Warum nur? Wer hatte das getan?

Sie zitterte und bebte innerlich. Mühsam holte sie ihr Handy aus der Tasche und rief Luke an. Keine Reaktion. Vermutlich liegt der Idiot völlig zugekifft in seinem Bett, dachte sie wütend. Emma stand auf und ging in die Küche, um etwas zu trinken. Sie hielt ihren Mund direkt unter den Wasserhahn und übergab sich gleich darauf.Vollkommen verstört lief sie vor der Tür. Die frische Luft brachte etwas Klarheit in ihr Gedankenkarussell. Wer hatte das Tina angetan? Die Frage aller Fragen!

Urplötzlich überkam sie eine ungeheure Reue. Sie hatte sich mit Tina im Streit getrennt und es war ihre Schuld. Die Gewissensbisse trafen sie mit derartiger Wucht, dass es Emma für einige Sekunden den Boden unter den Füßen wegzog. Bis zu diesem Moment hatte sie wie ferngesteuert reagiert. Jetzt donnerte die Wahrheit unerbittlich auf sie ein und Emma sank auf den kalten Boden des Hofes. Sie starrte ein paar Sekunden in die Ferne ohne etwas zu spüren.

Eine Polizeisirene riss sie aus ihrer Lethargie. Mit Blaulicht fuhr der Wagen in den Hof und kam wenige Meter vor Emma zum Stehen. Eine junge Polizistin und ein ältere Polizist stiegen aus. Die Polizistin hatte ihre Hand auf das Holster der Dienstpistole gelegt. Der ältere

171

Polizist war anscheinend weniger unter Spannung. Er sah Emma eindringlich aber keineswegs feindselig an. „Wir haben einen Anruf aus ihrer Nachbarschaft erhalten. Jemand wurde wegen ungewöhnlichen Lärms aus ihrem", er suchte nach den richtigen Worten und seine Kollegin übernahm. „Wegen Krach aus ihrem Puff aufmerksam. Ihre Eingangstür stand offen und besagter Nachbar hat eine kurzen Blick riskiert und dabei sie und möglicherweise eine tote oder bewusstlose Person gesehen." Die Hand der Polizistin ruhte noch immer auf der Pistole. Emma hatte keine Ahnung, wie ihr geschah. Der Polizist ging langsam auf sie zu und fasste sie unter dem Arm. „Ganz ruhig. Wir gehen gemeinsam hinein und sehen nach"

Emma schüttelte den Kopf. Sie fühlte sich außerstande ein zweites Mal ihre tote Freundin zu sehen.

Die Polizistin sah das jedoch anders. „Das war kein Vorschlag, Frau Singer. Gehen wir!"

*

Kapitel 5. Justiz und Politik

Die Justizvollzugsanstalt München Giesing auch
Stadelheim, nach dem ehemaligen Gut benannt,
beherbergt knapp eintausendvierhundert Insassen, die von
über sechshundert Bediensteten bewacht und versorgt
werden. Sankt Adelheim, wie der Volksmund sagt, zählt
zu den größten Gefängnissen in Deutschland. Hier sitzen
sowohl Frauen als auch Männer ihre Strafen ab.

Emma saß nicht im Frauentrakt, sondern im Bereich für
Untersuchungsgefangene. Sie hatte das Glück in einer
Einzelzelle untergekommen zu sein, was bei der obligaten
Überbelegung keine Selbstverständlichkeit war. Wie alle
Untersuchungshäftlinge durfte sie ihre eigene Kleidung
tragen, musste aber ihr Handy abgeben. Private
Telefonate waren ihr nicht gestattet. Sie durfte lediglich
auf eigene Kosten ihren Anwalt vom Flur des
Zellentraktes aus anrufen. Das Briefgeheimnis galt für sie
ebenso wenig wie das Recht, Besuch zu empfangen. In
Fällen, bei denen die Staatsanwaltschaft in einem
Kapitalverbrechen ermittelt, kann der zuständige Richter
die Rechte der Insassen weit mehr einschränken, als bei
verurteilten Häftlingen. Das Ganze dient als vorbeugende
Maßnahme gegen eine mögliche Strafvereitelung. So
wussten weder ihr Freund Lukas noch ihre Eltern in den
ersten Tagen über ihren Verbleib Bescheid.

Emma lag auf dem Bett und starrte an die Decke der
Gefängniszelle. Der sogenannte Haftraum maß drei mal

fünf Meter und besaß außer dem Bett, einem am Boden festgeschraubten Tisch nebst ebenfalls im Boden verankerten Drehhocker und einem schmalen, offenen Schrank keinerlei Ausstattung. Zu erwähnen wäre noch das bruchsichere Waschbecken aus Metall sowie die offene Toilettenschüssel, die nur durch eine kleine, einen Meter hohe Wand aus Kunststoff vor den Blicken der Wärter schützte. Wände und Tür waren grau gestrichen und die Leuchtstoffröhre an der Decke mit einem Metallgitter gegen Zerstörung gesichert.

Sie konnte nicht sagen, wie lange sie schon so lag. Die drei Tage, die sie bereits hier in Stadelheim verharrte, zehrten an ihren Kräften. Hatte sie anfangs noch aufmüpfig und mit ungläubigen Staunen das Theater gegen sie verfolgt, so überkam sie zusehends eine nicht zu beherrschende Lethargie. Zweimal hatte sie tatsächlich an Selbstmord gedacht. Ausgerechnet sie, die das Leben sonst mit beiden Händen anpackte. Doch diesen Gefallen wollte sie ihren Gegnern nicht tun. Es käme einem Geständnis gleich und sie war unschuldig. Vielleicht nicht in moralischer Hinsicht, denn sie hatte sich mit nahezu allen und jedem zerstritten. Doch nie hätte sie Tina etwas angetan. Im Gegenteil, sie wollte sich versöhnen. Genau dieses Wissen erdrückte sie beinahe pausenlos. Ihre Freundin auf diese Art zu verlieren, ohne die Gnade einer Wiedergutmachung zu erhalten.

„Frau Singer, zum Verhör."

Emma war derart in ihre quälenden Gedanken versunken gewesen, dass sie die Wärterin nicht aufschließen gehört hatte. Sie sah zur Tür. „Schon wieder? Ich habe nichts Neues zu erzählen."

Die Gefängnismitarbeiterin schwenkte den Schlüssel. „Sagen Sie das dem Vernehmungsbeamten."

Mühsam erhob sich Emma vom Bett. Ihre Armbanduhr zeigte halb drei Uhr nachmittags an und sie ließ sich die Zeit von der Wärterin bestätigen. Vor der Zelle musste Emma warten, bis die Tür geschlossen wurde, dann ging sie mit der Aufseherin im Rücken den knapp dreißig Meter langen Gang entlang, bis sie erneut vor einer schweren, vergitterten Tür standen. Die Wärterin gab ein Zeichen in die Kamera und erst jetzt wurde die Tür zur Benutzung aktiviert. Mit einem weiteren Schlüssel öffnete sie die Tür und nun folgte der nächste Gang. Dieser maß knapp zehn Meter und endete vor dem Kontrollraum der Aufseher. Emma hatte, wie die anderen Gefangenen auch, höchstens eine vage Vorstellung über den Grundriss des Gebäudekomplexes, was von den Erbauern exakt so beabsichtigt war.

Der Summer ertönte und dieses Mal gingen sie durch die Tür, ohne diese extra aufschließen zu müssen. Emma musste zwei Minuten warten, bis ihre Wärterin mehrere Einträge und Erfassungen im Kontrollraum getätigt hatte. So lange saß sie auf einem Stuhl direkt vor der zwei Meter hohen Sicherheitsglasscheibe des Kontrollraumes. Sie trug keine Handfesseln, denn die Idee eines

Fluchtversuches erschien angesichts der Sicherheitsvorkehrungen völlig absurd. Die Wärterin führte Emma nun einen weiteren Gang entlang, bis sie vor einer Tür standen, die sie nur zu gut kannte. Es war ihre vierte Vernehmung als Beschuldigte in einem Tötungsdelikt, nämlich des vorsätzlichen und heimtückischen Mordes. Das erste Mal wurde sie von den Beamten des Kriminalfachdezernat neun befragt. Deren Zuständigkeitsbereich erschloss sich auf den Kriminaldauerdienst, die Spurensicherung und die erkennungsdienstliche Behandlung. Damals hatte auch der Haftrichter sofort Untersuchungshaft wegen Verdunklungs- und Fluchtgefahr angeordnet. Die beiden anderen Vernehmungen führte der leitende Polizeihauptkommissar Peter Allner durch. Emma schätzte ihn auf Ende Vierzig und sie mochte seine Glatze nicht. Genauso wenig seine scheinheilige Art.

Bisher war stets ihr Anwalt zugegen gewesen. Ein Pflichtverteidiger und Jungspund namens Kleiber, der sie mehr als nur einmal lüstern angeglotzt hatte. Sie galt hier bei niemanden viel, dessen war sie sich bewusst. Offensichtlich war ihr Anwalt heute noch nicht da, denn Kommissar Allner begrüßte sie allein im Vernehmungszimmer.

„Frau Singer, setzen Sie sich ", forderte der Vernehmungsbeamte.

Emma, die hier ausschließlich mit richtigen Namen angeredet wurde, verweigerte die ihr hingestreckte Hand.

Allner ließ sich von Emmas abweisender Art in keinster Weise beeindrucken. „Heute reden wir zunächst über Lukas Kleinschmidt. In welchem Verhältnis genau stehen Sie zu ihm?", fragte er, nachdem er das Aufzeichnungsgerät eingeschaltet hatte.

„Wo ist mein Anwalt", erwiderte Emma zornig.

„Möchten Sie ihn hinzuziehen? Es ist Ihr gutes Recht."

„Natürlich ist das mein Recht", *du Klugscheißer*, hätte sie beinahe hinzugefügt. „Ja, ich möchte ihn zu diesem erneuten, sinnlosen Verhör hinzuziehen." Das Wort *sinnlos* betonte sie besonders.

„Wir verwenden hier das Wort Vernehmung. Verhöre gab es im Mittelalter."

„Ist mir scheißegal. Ihre Wärterin holt mich auch immer zum *Verhör*."

„Kein Grund schnippisch zu reagieren." Allner schob ihr das Tischtelefon hinüber. „Bitte sehr."

Emma kramte ihren Zettel aus der Tasche und wählte die Nummer ihres Pflichtverteidigers. Die Mailbox ging an und Emma berichtete kurz von der Vernehmung. „Der Depp geht nicht ran. Hat offensichtlich keine Sekretärin. Und was jetzt?"

„Sie können ohne Anwalt mit mir reden oder wir warten hier, bis er Sie zurückgerufen hat."

Emma antwortete nicht, sondern verschränkte die Arme und fixierte ihr Gegenüber. *Ich bin schon mit ganz anderen fertig geworden, du Heini*, dachte sie, behielt es aber für sich.

„Gut, dann erzähle ich Ihnen, was ich denke", sagte Allner. „Sowohl der Staatsanwalt als auch ich sind überzeugt, dass Sie ihre Kollegin, Tina Carnelli, vorsätzlich getötet haben."

„Sie reden Blech. Weshalb sollte ich das getan haben? Sie war meine Freundin."

„Freundin? Im Milieu? Erzählen Sie das Ihrer Großmutter", der Kommissar beugte sich vor, „Sie wollten an ihr Geld, vermutlich stand die Wochenabrechnung an."

„Glauben Sie ich hätte Tina wegen ein paar Euro umgebracht?"

„Ein paar tausend Euro verdienen Sie jede Woche. Wir haben den Zahlungsverkehr ihrer Bank überprüft."

„Schön für Sie."

„Da kann man mit seiner Hurenkollegin schon mal in Streit geraten, nicht wahr?"

„Sie sind ein Trottel und haben von nichts eine Ahnung."

Der Kommissar schlug urplötzlich mit der flachen Hand auf den Tisch. „Wollte ein Freier Tina Carnelli aus dem Milieu holen? War es nicht so? Aus dem Sumpf, in dem Sie schon seit Jahren stecken und nicht mehr rauskommen."

„Das ist absoluter Quatsch."

„Sie waren neidisch, weil Sie viel zu lange schon als Nutte

Ihr Geld verdienen und Ihre Kollegin den Absprung geschafft hatte. Außerdem haben Sie kein Alibi für die Tatzeit."

„Fick dich, du blöder Wichser!"

Allner grinste zufrieden. Er hatte Emma provoziert und jetzt redeten sie miteinander. „Nochmal zurück zu Lukas Kleinschmidt", fuhr er in völlig entspanntem Konversationston fort.

„Lassen Sie den aus dem Spiel und meine Eltern gefälligst auch."

„Zu denen komme ich gleich."

„Ich sage nichts mehr."

„Bei Tina Carnelli ist eine Rippe gebrochen und sie hat etliche blaue Flecken."

„Von der Wiederbelebung, Mann! Außerdem können Ihre Schlaumeier in der Pathologie feststellen, ob die Flecken post mortem entstanden sind."

Nicht schlecht, die Kleine, dachte Allner. Schaut wahrscheinlich regelmäßig CSI. Er wusste, dass sie Recht hatte, aber ein Versuch war es wert.

„Wer ist Ihr Zuhälter?", fragte er beiläufig.

„Wir hatten niemals einen. Wie oft denn noch?"

„Oh, ich vergaß, Sie arbeiten ja auf eigene Rechnung." Jetzt in blasiertem Tonfall.

„Kann sich jemand wie Sie wohl nicht vorstellen." Emma ärgerte sich, dass sie immer wieder mit diesem Kerl sprach. Sie musste sich beherrschen. „Ich will jetzt zurück in meine Zelle. Und dann möchte ich ein Telefonbuch oder Internetzugang", forderte sie. „Ich habe genügend Geld, um einen richtigen Strafverteidiger zu engagieren."

Allner betrachtete sie einen Augenblick, dann drückte er auf einem Knopf auf seiner Seite des Tisches und die Aufseherin von vorhin kam herein. „Bringen Sie unsere Emma zurück in ihren Haftraum."

„Für Sie bin ich Laura Singer und wenn wir schon dabei sind. Was ist mit den beiden Typen, die uns bedroht haben, Tinas Ex und diesem Süleyman? Dann wären da auch noch die zwei Mafia Gangster. Haben Sie die gefunden oder befragt?"

„Wir machen unsere Arbeit Frau Singer, keine Sorge."

„Schön wär's."

Allner gab der Vollzugsbeamtin einen Wink und Emma wurde hinausgeführt. Er ging wenige Meter hinter ihnen. Als sie am Kontrollraum ankamen, musste Emma trotz aller Sorgen lachen. Die Aufseherin sah sie fragend an und Emma zeigte auf einen Polizisten im Inneren, der wütend mit der Faust gegen den Kaffeeautomaten donnerte. „Das ist so was von klischeehaft."

Die Wärterin verstand noch immer nicht. Emma seufzte tief. „Bulle steht vor dem Kaffeeautomaten, der nicht funktioniert und hämmert wie bekloppt dagegen. Das sieht man wirklich in jedem Fernsehkrimi. Wären wir bei den Amis würde noch ein richtig fetter Polizeikollege oder eben auch ein Gefängniswärter mit einem Donut in der Hand vorbeikommen."

Die Tür des Kontrollraumes ging auf und ein ordentlich beleibter Aufseher kam kauend heraus. In der Hand hielt er ein Stück Streuselkuchen.

181

Emma sah die Wärterin an und verdrehte die Augen. „Sehen Sie? Fast!"

Die Vollzugsbeamtin musste unwillkürlich grinsen. Der Besitzer des Streuselkuchens verstand überhaupt nichts und Kommissar Allner warf Emma einen bösen Blick nach: *Ich kriege dich noch, du vorlautes, unbändiges Biest!*

-

Die erlösende Nachricht kam am Nachmittag des nächsten Tages. Emma drehte in ihrer Zelle langsam durch oder dem Haftraum, wie es hier hieß. Sie hatte weder die Möglichkeit erhalten sich einen neuen Anwalt zu organisieren noch hatte sich ihr Pflichtverteidiger gemeldet. Mehrfaches Nachfragen und Drängen beim Personal blieb erfolglos. Sie schwankte zwischen Trauer um Tina und schier nicht auszuhaltendem Zorn über ihre derzeitige Situation. Falls sie endlich einen neuen Anwalt haben würde, sollte der mit Hilfe eines Privatermittlers die wahren Umstände von der Ermordung ihrer Freundin herausfinden, so Emmas Idee. Sie traute den Ermittlungen der Polizei nicht. Ganz im Gegenteil. Sie war der Überzeugung, dass sie für die Justiz als Mörderin längst fest stand.

Der Schlüssel zur Zellentür klapperte und Emma hoffte, dass sie nun endlich zu ihrem Recht kommen würde und sich den richtigen Verteidiger besorgen konnte. Zu ihrer Verblüffung wurde sie entlassen. „Sie können Ihre Sachen zusammen packen, der Haftbefehl ist aufgehoben", sagte die Vollzugsbeamte.

Da Emma wie versteinert zur Tür sah, forderte die Wärterin sie erneut auf. „Das ist kein Witz, Frau Singer. Freiwillig dürfen Sie nicht hier bleiben, also auf!"

Freiwillig, dachte Emma. Nie im Leben! Es dauerte weniger als eine Minute, bis sie ihre wenigen Habseligkeiten zusammen gerafft hatte.

„Dann nichts wie raus hier", sagte sie zur Aufseherin. Im Ausgabebereich bekam sie ihr Handy, ihren Geldbeutel, den Schmuck sowie Gürtel und Schnürsenkel zurück. Sie unterschrieb die Liste, auf der ihr Eigentum aufgeführt war. Sie wollte nur noch raus. Wer weiß, ob sich nicht irgend jemand die Sache noch anders überlegt. In diesem Moment kam der junge Assistent von Kommissar Allner über den Flur gelaufen. Emma erschrak, doch er warf ihr einen aufmunternden Blick zu. „Sie sind nicht länger verdächtig. Tut mir leid, für die Umstände, die Sie hatten."

Sein Chef hätte niemals so freundlich mit ihr gesprochen, selbst jetzt nicht, schoss es Emma durch den Kopf. Sie fragte gerade heraus: „Was ist der Grund für meine spontane Entlassung?"

Allners Assistent gab unumwunden zu: „Wir haben DNA Spuren von Robert Stellner, dem geschiedenen Ehemann, von Frau Carnelli, bei der Toten gefunden. Er wurde heute morgen verhaftet. Es ist sicher nur eine Frage der Zeit, bis er gesteht."

Emma wunderte sich über diese Wendung. Die beiden hatten vor einiger Zeit Kontakt im Bordell gehabt. Konnten die DNA Spuren von damals stammen? Oder hatten sie sich zwischenzeitlich getroffen? Sie überlegte, ob sie dem Assistenten von dem Video mit Süleyman erzählen sollte, doch der kam ihr zuvor.

„Diesen speziellen Film haben wir bei der Untersuchung ihres Computers sicher gestellt. Übrigens ist die aggressive Vorgehensweise vom Ex-Mann ihrer Kollegin ein weiteres Indiz für seine Täterschaft."

„Was ist mit dem anderen Kerl, diesem Süleyman?"

„Der hat ein Alibi, wir haben es überprüft", antwortete der Assistent und fügte hinzu, „für die Zukunft eine kleiner Tipp. Solche Aufnahmen können äußerst gefährlich sein, mal davon abgesehen, dass sie illegal sind. Rufen Sie beim nächsten Mal lieber die Polizei."

Emma vermied es, ihn auf das Fiasko bei der kürzlich in ihrem Bordell durchgeführten Razzia hinzuweisen. Der Assistent schien nicht so ein Stinkstiefel wie sein Vorgesetzter zu sein, deshalb fragte sie freundlich: „Wann erhalte ich meinen Laptop zurück?"

Allners Mitarbeiter legte eine Tasche auf den Tisch. „Den habe ich Ihnen mitgebracht, bitte sehr."

„Und mein Auto?"

„Das haben wir von ihrer", er räusperte sich, „äh, Arbeitsstelle zu ihrer Wohnung in Dachau bringen lasen."

Es war eine Weile her, dass jemand so nett zu ihr war. Emma bedankte sich, doch der Assistent war noch nicht fertig. „Wenn Sie mal privat einen Rat wollen oder einen Gesprächspartner suchen, dann könnten wir ja mal zusammen Essen gehen. Wie wär's?"

Das war so ungefähr das Allerletzte, was sie momentan gebrauchen konnte. Zugleich wollte sie ihn nicht verprellen. Man konnte nie wissen, also lächelte sie ein letzte Mal. „Bitte, ich möchte jetzt einfach nur hier raus."

Der Assistent schaute leicht gekränkt, riss sich aber sofort wieder zusammen. „Natürlich, hier entlang."

-

Vor der Tür sog sie die frische Luft ein. Nie hatte sie sich unter freiem Himmel besser gefühlt. Sie lief die wenigen Meter zum U-Bahnhof Mangfallplatz. Sie hatte jedoch keineswegs die Absicht mit öffentlichen Verkehrsmitteln zu fahren. Sie ging zum vordersten Wagen des kleinen

Taxistandes und fragte den älteren Fahrer. „Fahren Sie mich auch bis Dachau?"

Der Droschkenfahrer setzte ein Lächeln auf. „Für Geld fahre ich Sie überall hin, junge Frau."

Emma stieg hinten ein und ließ sich in die Polster sinken. Der Fahrer fädelte sich in den Verkehr ein und Emma suchte ihr Handy heraus. Der Akku war natürlich leer, aber in ihrer Handtasche bewahrte sie immer einen Universalstecker für Autos auf. Sie öffnete den Zigarettenanzünder, der sich an der Konsole zwischen den Vordersitzen befand. Das Kabel war zum Telefonieren gerade lang genug. „Darf ich mein Handy bei Ihnen aufladen?", fragte sie während der Stecker auch schon klickte. Der Taxifahrer nickte.

Emma fühlte mit jedem Meter Entfernung zum Gefängnis, wie ihre Kräfte und ihr Elan zurückkehrten. Die Passivität, die sie vor Stunden noch beherrscht hatte, verflog zusehends. Sie wählte die Nummer von Kassandra in Berlin. Roswitha war am Apparat. Sie wollte gerade mit ihrer Litanei über die Schlagzeile im *BLITZ* nerven, doch Emma verlangte kurzerhand Melanie zu sprechen. „Und sage jetzt nicht, sie sei außer Haus, um Kontakte zu knüpfen." Die letzten Worte betonte sie absichtlich. Sie war in Hochform.

Nach einem kurzen Augenblick war Melanie am Apparat. „Was willst du?", fragte sie barsch.

„Tina ist ermordet wurden“, parierte Emma ohne Einleitung.

Einen Moment herrschte Funkstille, dann fragte Melanie: „Wer war es?“

„Die Bullen haben ihren Ex im Visier, aber ich saß als Verdächtige auch schon vier Tage in Untersuchungshaft.“

Der Taxifahrer drehte seinen Kopf leicht nach hinten und Emma warf ihm einen Kussmund zu.

„Sie hatten dich im Verdacht?“

„Na klar, als Nuttenkollegin passe ich bei den Bullen doch bestens ins Raster.“

„Das mit Tina tut mir furchtbar leid. Was willst du jetzt tun?“

„Ich komme zu euch. Ich will mithelfen und beim Streik dabei sein. Und ich komme euch nicht mehr in die Quere. Versprochen.“

„Ich weiß nicht, ob das eine gute Idee ist ...“

Emma ließ sie nicht weiter reden. „Ich komme sowieso, ob du willst oder nicht. Ich bin an Silvester sowohl bei dem Streik als auch bei dem Marsch dabei. Also schließen wir uns doch besser zusammen. Klingt das gut?“

Melanie antwortete nicht sofort. Emma konnte spüren, wie sie nachdachte. Zwei Alphaweibchen die sich um einer guten Sache willens zusammen raufen. Was konnte es Schöneres geben?

„Vielleicht war deine spontane Idee mit der Zeitung doch nicht so schlecht. Jedenfalls stehen zumindest, hier in Berlin, alle Zeichen auf Sturm und wir haben eine Menge neuer Unterstützer."

„Das heißt ja?"

Melanie seufzte. „Habe ich eine Wahl?"

„Eben, dann bis morgen."

Emma wollte schon auflegen, da sagte Melanie noch. „Deine Sachen sind noch hier, du kannst meinetwegen wieder bei mir übernachten."

„Danke, wir nehmen dein Angebot gern an."

„Wer ist *wir*?"

„Luke wird mitkommen. Ich habe dir von ihm erzählt. Lukas Kleinschmidt ist *der* Spezialist für Social Network. Er wird eure Aktion, ich meine unsere Aktion perfekt in allen sozialen Medien präsentieren."

„Okay, dann gute Fahrt morgen."

„Bis dann."

Der Fahrer drehte den Kopf wieder leicht nach hinten. Gespräche über Mord, Prostitution und Streik bekam er nicht alle Tage mit. Emma ignorierte ihn. Sie wählte die Nummer ihrer Eltern, aber es ging niemand ran. Vermutlich sind sie in der Stadt unterwegs, dachte sie und wählte die Nummer von Luke.

„Mann, warum hast du dich nicht gemeldet? Was ist das für eine Scheiße, in der du steckst und wieso ist Tina tot? Ich hatte Angst um dich Laura, verdammt!"

Sie war gerührt wegen seiner Sorgen, schlug aber einen forschen Ton an. „Luke, hör auf zu winseln und packe deine Sachen. Wir zwei fahren morgen nach Berlin. Bei Kassandra brauchen sie deine Computerkenntnisse. Und übrigens, von der Untersuchungshaft aus darf man nicht telefonieren."

„Mensch, die Bullen waren bei mir und haben mich ausgequetscht. Bestimmt haben die das Haschisch gerochen."

„Wenn, dann wärst du jetzt nicht mehr zu Hause."

„Aber sie wollten alles von dir wissen. Hast du denn Tina etwas getan?"

Manchmal war ihr Freund einfach dämlich. „Natürlich habe ich Tina nicht ermordet! Was denkst du denn?"

„Und wieso willst du wieder zu den Hexen nach Berlin fahren? Ich denke, ihr habt euch gestritten."

„Und uns wieder vertragen. Jetzt benötigen die Hexen meine und deine Hilfe, also hole ich dich morgen früh ab und wir fahren nach Berlin. Du kannst aber auch heute noch mit deiner alten Klapperkiste zu mir kommen. Morgen nehmen wir dann mein Auto."

„Ich bekomme nicht so kurzfristig frei bei meinem Chef."

Emma lachte. „Hat dich das jemals davon abgehalten blau zu machen?" In jovialem Ton sagte sie. „Du kannst heute gern bei und mit mir schlafen. Ich würde mich freuen."

„Ja, ich wäre schon gern mit dir zusammen, aber …"

„Was ist los Luke?"

„Na wegen den Leuten, ich meine den Frauen bei diesem Verein."

„Der Verein heißt Kassandra und ist ein Interessenverband."

„Mein ich doch, aber sind das nicht alles ehemalige und noch aktive, na du weißt schon."

Emma lachte noch lauter. „Luke, die beißen nicht, es sei denn du willst es."

-

Nach einer dreiviertel Stunde hielt das Taxi in Emmas Straße in Dachau.

„Das macht siebenundfünfzig Euro", sagte der Fahrer. Emma gab ihm Sechzig. „Stimmt so und vielen Dank."

Der Taxichauffeur bedankte sich gleichfalls. Einen Moment starrte er Emma nur an, dann siegte seine Neugierde. „Der U-Bahhof Mangfallplatz liegt doch in der Nähe von der Justizvollzugsanstalt. Dort sind Sie eingestiegen, ich meine beim U-Bahnhof."

Es war ein Wintertag wie aus dem Bilderbuch. Der Himmel strahlte in Blau und Emma setzte ihre Sonnenbrille auf. „Und?", fragte sie betont lässig.

„Nun, Sie haben während der Fahrt über Mord und solche Dinge gesprochen."

Emma, die bereits ausgestiegen war, beugte sich zum offenen Beifahrerfenster hinein. Die Brille blieb auf. „Ja?"

Der Fahrer wurde nun sichtlich nervös. „Ich frage besser nicht weiter, oder?"

Emma schob ihre Sonnenbrille in die Stirn und sah dem Fahrer in die Augen. Dann formte sie mit Daumen und Zeigefinger ihrer rechten Hand eine imaginäre Pistole und richtete sie auf den armen Kerl. Mit gespielt tiefer Stimme sagte sie. „Eine kluge Entscheidung."

Das Taxi preschte davon.

-

Berlin 30. Dezember 2016, früher Abend

Bundesfamilienministerium -

Kleiner Konferenzsaal im Erdgeschoss

Der Heimvorteil war auf ihrer Seite und deshalb hatte Emma das Büro von Kassandra oder einen neutralen Treffpunkt vorgeschlagen. Doch Melanie nahm die kurzfristige Einladung ohne Bedingungen an. Die Gelegenheit, endlich mit der Familienministerin von Angesicht zu Angesicht reden zu können, wollte die Vorsitzende des größten deutschen Hurenverbandes nicht auf's Spiel setzen.

Die Ministerin legte ihren braunen Kaschmir Mantel ab und präsentierte ein perfekt sitzendes schwarzes Etuikleid. Gleich nach diesem Treffen waren sie und ihr Mann zu einem Empfang beim polnischen Botschafter eingeladen. Eine Art informelles Meeting noch im alten Jahr.

An ihrer Seite stand Heike Dobland. Sie trug zweckmäßige Alltagskleidung, bestehend aus Jeans, einem blauen Sweatshirt und einer Wolljacke. Zu Emmas Belustigung lugten unter den Hosenbeinen weiße Kuschelränder von ihren halbhohen Winterstiefeln hervor. Die Staatssekretärin wurde von der Ministerin kurzfristig von ihrer Cousine aus Kiel in die Hauptstadt beordert. Die ruhigen Tage waren dahin und ihrem Mann, Torsten Dobland, musste sie nun wohl oder übel auch wieder begegnen.

In der Politik hatte man erst reichlich spät bemerkt, welche Dimensionen der bevorstehende Streik der Sexarbeiterinnen annehmen würde.

Die Ministerin bat die Anwesenden sich zu setzen und verwies auf ein Tablett, das mit Orangensaft und Wasser bestückt war. Emma registrierte mit Genugtuung, dass sie zumindest in der Überzahl waren, wenn sie schon auf fremden Terrain kämpfen sollten. Denn, dass dies hier kein Kaffeekränzchen werden würde, war so sicher wie das Amen in der Kirche.

Auf der einen Seite des Konferenztisches saßen die Ministerin und ihre Staatssekretärin. Ihnen gegenüber Emma, Melanie und Roswitha. Etwas abseits und mit sichtlichem Unbehagen hatte sich Luke platziert.

Melanie Starke, die sowohl auf Grund ihrer Bücher und ihrer Öffentlichkeitsarbeit allen bekannt war, stellte ihre Mitstreiterinnen vor. Die unausgesprochen Frage, wer noch aktiv oder früher im horizontalen Gewerbe tätig war, stand im Raum, aber die Familienministerin und ihre oberste Mitarbeiterin waren zu sehr Profi, als dass sie dieses Treffen mit unangenehme Fragen torpediert hätten.

Dann folgte ein Blick zu Lukas und zu aller Überraschung

stand er auf und gab den Damen des Ministeriums nacheinander die Hand: „Lukas Kleinschmidt, Social Network Experte und PR-Berater." Dabei zog er seine hippen Jeans hoch, denn die hinteren Taschen hingen wie gewünscht fast in den Kniekehlen, so dass der Blick auf den Rand seiner Boxershorts frei war Dazu der schlaksige Gang und die zerzausten Haare. Genauso wie man sich einen PR-Berater gemeinhin nicht vorstellte.

Ministerin und Staatssekretärin erwiderten den Handschlag ohne mit der Wimper zu zucken, wohingegen Emma ihre liebe Mühe hatte, nicht zu lachen. Sie bewunderte Luke insgeheim für seinen coolen Auftritt und stellte zum wiederholten Male fest, dass ihre lieben Mitmenschen doch immer wieder für eine Überraschung gut waren.

Nach kurzem Einführungsgeplänkel der Ministerin über die wertvolle und wichtige Arbeit des Interessenverbandes Kassandra kam sie ohne Umschweife zur Sache. „Woher auch immer Sie diese Unterlagen über den bevorstehenden Gesetzesentwurf haben, Sie waren niemals autorisiert, diese Papiere zu veröffentlichen." Der Ton war kühl bis distanziert und Emma spürte eine leichte Drohung mitschwingen.

„Haben wir nicht ähnliche Anliegen?", erwiderte Melanie zuvorkommend. „Die Arbeitsbedingungen der Prostituierten zu verbessern? Ihnen mehr rechtliche Sicherheit geben? Ihre Stellung in der Gesellschaft aufzuwerten? Kurzum, ihnen das Wertgefühl zuzugestehen, das laut Grundgesetz für alle Menschen gilt: Die Würde des Menschen ist unantastbar?"

Die Ministerin hob in einer theatralischen Geste beide Hände. Es sollte bedeuten: *Langsam, langsam, bitte eine Nummer kleiner und den Ball etwas flacher halten.* Sie unterstrich die Geste leicht amüsiert mit den Worten: „Die Welt zu retten ist stets ein hehres Anliegen, aber es schadet auch nicht, sich in der Realität zu bewegen."

Es war kein guter Anfang und es sollte nicht besser werden.

„Finden Sie Ihre Idee, die Prostitution zu verbieten, nicht reichlich naiv?", fragte Melanie, noch immer um Freundlichkeit bemüht.

„In anderen Ländern funktioniert es", entgegnete Heike Dobland. Sie hatte ihrer Vorgesetzten noch nicht mitgeteilt, dass die Unterlagen von ihrem Mann veruntreut worden waren. Dass sie nun mit seiner

Gespielin von damals an einem Tisch saß, entbehrte nicht einer gewissen Ironie. Sie ahnte zu diesem Zeitpunkt nichts davon.

„Meine Kollegin Tina Carnelli darf doch nicht umsonst gestorben sein", mischte sich Emma nun mit ein.

Die Ministerin ging nicht darauf ein, sondern forderte knapp: „Es wäre im Interesse aller, wenn die morgige Kundgebung, der nachfolgende Marsch sowie der dreitägige Streik eine kleinere Dimension hätten."

„Wie stellen Sie sich das vor?"

Offenbar hatte die Familienministerin mit dieser Frage gerechnet, denn sie entgegnete prompt „Die Kundgebung ist ja völlig in Ordnung und überhaupt wissen wir ihr Engagement zu schätzen. Der Demonstrationszug wäre auch noch hinnehmbar, aber die drei Tage Streik sind nach unserer Einschätzung vielleicht etwas zu viel des Guten."

„Wer ist *wir*?", fragte Melanie und bohrte gleich weiter,

„Und weshalb soll es in Ordnung sein, Sex gegen Geld grundsätzlich zu verbieten, so wie Ihr Entwurf es vorsieht, aber nicht tragbar, drei Tage die Puffs dieser Republik zu schließen?"

„Die Logik würde ich auch gern verstehen", schaltete sich Roswitha zum ersten Mal mit ein.

„Es gibt gewisse übergeordnete Interessen."

„Welche?", fragte Melanie knapp.

„Das tut nichts zur Sache", entgegnete die Familienministerin abweisend.

„Finden Sie? Ich denke, es ist wohl der Hauptgrund für Ihre Zurückweisung."

Niemand antwortete und für einen Moment herrschte Schweigen.

Es war Heike Dobland, die nicht länger an sich halten konnte. „Der Innenminister hat erhebliche Bedenken geäußert sowohl was die Demonstration als auch die drei Bordell-Schließtage betrifft."

Sie erntete einen giftigen Blick ihrer Vorgesetzten. Emma dachte sich, dass Heike Dobland vermutlich sowieso auf der Abschussliste stand. Woher die Unterlagen stammten, würde früher oder später herauskommen. Vielleicht wusste es die Ministerin bereits. Sie bewunderte die Staatssekretärin dennoch für ihren Mut.

Melanie Starke stand auf und stemmte die Hände in die Hüften. Sie konnte kaum ihren Zorn bändigen. „Von daher weht der Wind? Und ich hatte die naive Vorstellung, mit Ihnen würden unsere Anliegen ehrlich und vor allem besser unterstützt."

„Das tun wir doch auch, aber manchmal muss man den richtigen Zeitpunkt abwarten."

„Das ich nicht lache! Wir gehen!"

Melanie stand sowieso schon und nun erhoben sich auch Roswitha und Emma.

Die Ministerin realisierte erst jetzt, dass sie mit ihrer Einschüchterung gleich zu Beginn, die völlig falsche Taktik angewandt hatte. Hier saßen ihr Frauen gegenüber, die gelernt hatten sich durchzusetzen und ihre Ängste beherrschen konnten. Dennoch versuchte sie nochmals zu beschwichtigen. „Arbeiten Sie doch lieber mit uns zusammen. Um der Sache willen."

„Glauben Sie allen ernstes, wir könnten und würden die angelaufene Maschinerie noch stoppen?", hielt Melanie dagegen.

„Aber gerade der Sicherheitsaspekt wäre doch ein vernünftiges Argument gegenüber ihren Mitstreiterinnen, die ganze Aktion ein paar Nummern kleiner zu gestalten."

Melanie schob ihren Stuhl an den Tisch. „Sie haben wirklich gar nichts kapiert! Schade um die vergeudete Zeit."

Emma schloss gerade den Reißverschluss ihrer weißen Daunenjacke und warf den schwarzen Schal mit Schwung über die linke Schulter. Dann beugte sie sich zur Familienministerin hinunter. „Sie sind erbärmlich!"

Melanie, die schon an der Tür war, drehte sich um. „Wenn Ihr Innenminister Angst hat, es würden zu viele Frauen vergewaltigt, weil die Puffs in seinem Land für drei Tage geschlossen haben, dann sollte er sich fragen, wo er eigentlich lebt!"

„Der Streik, die Demo und die Ruhetage werden statt finden. Basta!", ergänzte Roswitha kämpferisch. Melanie warf ihr einen dankenden Blick zu.

„Wir werden ein Fass aufmachen, wie Sie es noch nie erlebt haben!", ergänzte Emma angriffslustig.

-

Sie fuhren ohne Umweg zum Büro von Kassandra. Alle vier hingen ihren eigenen Gedanken nach. Es war alles gesagt. Auf Unterstützung von der Politik konnten sie nicht länger hoffen. Dennoch hing die Enttäuschung über das Treffen in der Luft.

Lukas fand seinen Arbeitseifer als Erster wieder. Er ließ sich von Sandra, die im Büro noch schwer beschäftigt war, die Kampagnen von Kassandra erläutern. Schnell entdeckte er Verbesserungspotenzial und stürzte sich auf seine Aufgabe. Emma registrierte es mit Genugtuung.

„Ich muss noch ein paar Dinge erledigen", sagte sie zu Roswitha und war auch schon verschwunden. Melanie telefonierte gerade und das war die Gelegenheit. Ihr Vorhaben würde, wie so oft, nicht unbedingt auf Gegenliebe stoßen.

Eine halbe Stunde später parkte sie ihren Wagen am Gemeindewäldchen in Berlin Zehlendorf. Sie hatte am Vormittag überraschenderweise die Anschrift der Doblands im Online-Telefonbuch gefunden. Jetzt lief sie vor dem Haus des Paares auf und ab und kam sich dabei reichlich albern vor. Was wollte sie hier wirklich? Ihm mitteilen, dass sie nicht schwanger war oder sie für ihre Courage heute loben? Falls Heike Dobland überhaupt schon zu Haue war.

Gerade überlegte sie noch, ob sie wieder fahren sollte, da ging die Haustür auf und Heike Dobland kam heraus. In der linken Hand hielt sie ihre Reisetasche und in der Rechten eine großen Tüte Trockenfutter für Hunde. Sie war auf dem Weg zu ihrer Cousine nach Norddeutschland. Bevor Emma aus dem Schein der Straßenlampe verschwinden konnte, wurde sie entdeckt. „Was wollen Sie hier?", fragte Heike Dobland ehrlich überrascht.

Emma zögerte einen Moment zu lange.

„Sie haben sich vorhin mit Ihren Leuten von Kassandra höchst unprofessionell verhalten", wurde sie belehrt; „also verschwinden Sie! Es gibt rein gar nichts mehr zu bereden."

Das mit dem Lob für ihre Courage vergaß Emma ganz schnell. „Das Unprofessionelle scheint ja eher in Ihrer Familie zu liegen", giftete sie zurück.

Heike Dobland ging vor zum Gartentor. Nur einen Meter von Emma entfernt fragte sie: „Wie meinen Sie das?"

„Von wem stammen wohl die Unterlagen?"

Die Staatssekretärin war mehr als erstaunt. „Sie sind also die kleine Nutte, die meinen Mann bestohlen hat?"

„Achten Sie auf Ihren Ton", flüsterte Emma scharf. Sie hatte nicht vor, sich von dieser Tussi aus dem Berliner Politikbetrieb beleidigen zu lassen.

Heike Dobland war ihrerseits auch nicht leicht einzuschüchtern. Sie stellte Reisetasche und Trockenfutter ab und verschränkte die Arme vor der Brust. „Wegen Ihnen werde ich aller Voraussicht nach meine Stellung im Familienministerin verlieren. Das ist jetzt die letzte Chance, bevor ich die Polizei hole. Also, was wollen Sie?"

„Ihrem Mann sagen, dass er sich nicht weiter sorgen muss. Ich bin nicht schwanger", parierte Emma den Schlagabtausch.

Sie hätte schwören können, dass Heike Dobland, wenn auch nur für den Bruchteil einer Sekunde, blass geworden war. Doch sie hatte sich augenblicklich wieder im Griff.

Sie machte auf dem Absatz kehrt und ging zum Haus zurück. Im Flur rief sie ihrem Mann: „Torsten, dein Betthäschen ist hier und sei beruhigt, sie ist nicht schwanger!"

Sie drehte sich um und bedeutete Emma ins Haus zu kommen, doch die war bereits im Dunkel der Nacht verschwunden.

-

Gegen zweiundzwanzig Uhr erreichte Emma Melanies Wohnung. Lukas saß vor dem Computer und arbeitete fieberhaft. Die außergewöhnliche Schönheit des Lofts hatte er mit keinem Blick gewürdigt. Satt dessen hämmerte er auf die Tastatur ein. Seine Augenränder waren gerötet. Emma küsste ihn auf die Wange. „Mach' mal Pause."

Luke warf die Hände in die Luft. „Wie denn? Es gibt noch so viel zu tun! Ich frage mich, wer in eurem Verein bisher für die Internetauftritte verantwortlich war?"

„Jedenfalls niemand, der so gut ist wie du", beantwortete Melanie die rhetorisch gemeinte Frage gut gelaunt. Sie kam gerade aus dem Bad und hatte sich mit einem riesigen Handtuch umwickelt. Den Fön hatte sie noch nicht benutzt, und Emma stellte fest, dass ihre grauen Haare nun gar nicht mehr so grau aussahen. Zudem fiel ihr erneut das ebenmäßige Gesicht mit den hohen Wangenknochen auf.

Lukas beachtete sie kaum. „Wir sind jetzt in den fünf größten sozialen Netzwerken präsent und in allen wichtigen Kurznachrichtendiensten", stolz sah er von Emma zu Melanie, „wir haben schon über eine Million Follower."

Emma gab ihm noch einen Kuss auf die andere Wange. „Schön, dass du von *wir* sprichst."

Luke wurde leicht verlegen. „Du weißt, was ich meine", und an Melanie gewandt, „es fehlt aber immer noch Etliches. Zum Beispiel Anfahrtshinweise und Tipps für Übernachtungsmöglichkeiten."

Melanie nahm es mit Humor und Gelassenheit. „Unsere Weggefährtinnen sind taff und selbstständig, keine Sorge."

Emma ließ sich in eines der ausladenden Sofas fallen. Sie seufzte zufrieden. „Ich hatte ganz vergessen, wie bequem die Dinger sind."

Das war Melanies Stichwort. „Und ich hatte beinahe vergessen, was für ein eigensinniges Köpfchen meine Freundin Emma doch hat."

Emma sah sie freudig an. „Du hast Freundin gesagt?"

„Na klar, wir kämpfen für die selbe Sache und sind uns viel ähnlicher, als uns beiden manchmal lieb ist."

„Ich hasse es immer, wenn du Recht hast", erwiderte Emma fröhlich.

„Geht mir mit dir genauso, aber zusammen können wir Einiges erreichen."

Lukas drehte den Kopf zu ihnen. „Wenn ihr mit dem Schmus fertig seid, könnte ich einen Happen zu Essen vertragen."

Die beiden Frauen lachten.

Melanie beruhigte Lukas. „Ich ziehe mir jetzt einen ganz ordinären Jogginganzug an und dann koche ich uns dreien einen riesigen Topf Spagetti."

Während sie in der offenen Küche das verspätete Abendessen vorbereitete, blickte sie zu Emma hinüber.

„Ich sollte wohl besser nicht fragen, wo unser Fräulein Singer heute Abend gewesen ist, oder?"

Emma fühlte sich ertappt und suchte nach einer Antwort.

Melanie befreite sie aus ihrem Dilemma. „Roswitha meinte, du musstest dringend ein bisschen frische Luft schnappen. Soll ja sehr gesund sein."

„Ich weiß deinen ironischen Ton wirklich zu schätzen", konterte Emma gespielt schnippisch.

Melanie betrachtete sie zugewandt. „Ist schon Okay, ich hätte dasselbe getan."

„Tatsächlich?"

„Ja, denn egal was für ein Typ er ist, er hat ein Anrecht darauf zu erfahren, ob er Vater wird."

Lukas drehte sich um. „Bekomme ich Halluzinationen vom Hunger oder habt ihr gerade von Vaterschaft gesprochen?"

Emma stöhnte auf. „Luke, bitte arbeite einfach weiter an dem Internetzeugs."

„Das Internetzeugs, wie du es nennst, ist unser Sprachrohr für die Welt."

„Wir werden morgen unsere echten Sprachrohre benutzen. Du bist doch dabei, oder?"

Luke zierte sich. „Ich glaube, es ist wichtig, dass jemand die ganze Sache online überwacht. Damit beispielsweise keine falschen Informationen verbreite werden. Wir bleiben natürlich immer in Kontakt."

Emma zog ihre Schuhe aus und legte die Füße auf den Couchtisch. „Du hattest schon bessere Ausreden, ist aber in Ordnung."

„Und wer oder was wird nun Vater?"

„Niemand wird Vater, im Moment jedenfalls."

Lukas sah wieder auf den Bildschirm. „Verstehe ich jetzt nicht."

Emma gähnte herzhaft. „Ist auch nicht nötig. Eines Tages erzähle ich es dir vielleicht."

„Mit eben diesen Worten hat mich meine Mutter auch immer abgespeist, wenn es interessant wurde."

„Ach Luki, lass gut sein."

Melanie holte drei Teller aus dem Schrank. „Essen ist fertig!"

*

Kapitel 6. Der Streik

Sonnabend, 31. Dezember 2016

Die Resonanz war überwältigend. Selbst Optimisten, wie Melanie, hatten nicht damit gerechnet, dass zur Kundgebung am einunddreißigsten Dezember über einhunderttausend Teilnehmer kommen würden.

Ab sechs Uhr morgens war die Straße des 17. Juni von der Siegessäule an für den Straßenverkehr gesperrt. Als die Versammlung kurz nach zehn Uhr begann, füllten Menschen dicht gedrängt den Platz des 18. März rund um das Brandenburger Tor sowie die Straße des 17. Juni. Es waren nicht nur Sexarbeiter und Sexarbeiterinnen gekommen, sondern es auch unzählige Mitglieder von Schwulen- und Lesbenvereinen aus der gesamten Republik. Dazu gesellten sich Tausende von Sympathisanten aus den unterschiedlichsten Gesellschaftsschichten. Die Prostituierten wurden unterstützt von Lehrer- und Ärzteverbänden, kleinen Parteien, verschiedenen Frauenrechtsorganisationen, zweier Gewerkschaften, Studenten- und Schülerverbänden, mehreren Verlagshäusern, diversen Zeitungsredaktionen, zweier Ökovereinigungen und von Prostituierten, die aus Dänemark, Holland, Österreich, der Schweiz und aus Polen angereist waren.

Und die Bordelle des Landes hatten geschlossen. Daran nahmen die Wohnungsbordelle teil, aber auch Eros-

Center, Massagesalons und Studios hatten ihre Pforten dicht gemacht. Mangold Security hatte ganze Arbeit geleistet. Das Sicherheitsunternehmen sperrte gemeinsam mit der Polizei den Zugang zu allen Großbordellen in Berlin. Da es sich um einen legalen und offiziell angemeldeten Streik handelte, konnten die Besitzer der Riesenpuffs nichts unternehmen. Die Inhaber und vereinzelt auch Inhaberinnen der Freudenhäuser kochten vor Wut über die entgangenen Einnahmen, doch ihnen waren die Hände gebunden.

Im Rest des Landes sah es anders aus. Viele Clubs und Bordelle beteiligten sich am Streik, aber nicht wenige Einrichtungen, die von skrupellosen Ausbeutern geführt wurden, kamen dem Aufruf nach Arbeitsniederlassung nicht nach. Mangold Security verfügte über zwei Filialen in Nordrhein-Westfalen und eine Niederlassung in der Landeshauptstadt von Sachsen. Auch hier setzte der Geschäftsführer des Unternehmens seine Leute ein, um die Rotlicht-Läden zu versperren, doch sonst war man auf die Mitarbeit der Betreiber angewiesen. Wurden diese von den Prostituierten selber betrieben, kam man dem Streikaufruf nach, doch sobald die Betreiber als Geschäftsführer fungierten war das Bordell geöffnet.

Sämtliche illegalen Absteigen, in denen die zumeist osteuropäischen jungen Frauen, häufig auch gegen ihren Willen, zum Sexdienst gezwungen wurden, ignorierten die Aktion gänzlich, sofern sie überhaupt davon gehört hatten. Die Schätzungen beliefen sich auf zirka siebzig Prozent geschlossener Puffs an diesem Tag.

Gewalt wurde bei der Kundgebung und der anschließenden Demonstration nicht erwartet, dennoch sicherte die Polizei mit einem Großaufgebot von über fünfhundert Beamten die Veranstaltung. Die riesige Anzahl an Teilnehmern zwang die Ordnungshüter dazu. Darüber hinaus hatten die Veranstalter einhundertfünfzig eigene Ordner bereitgestellt.

Wenige Meter vor der großen Bühne stand mitten im Gedränge die elfköpfige Besatzung eines Salzburger Freudenhauses. Die Frauen waren extra aus Österreich angereist, denn eine Veranstaltung dieser Art in Wien schwebte ihnen schon seit Jahren vor. Eine der Frauen trug in Anlehnung an den Proletarieraufruf von Karl Marx ein Streikschild mit der Aufschrift: **Prostituierte aller Länder, vereinigt euch!**

Etliche Gruppen hatten sich kostümiert und die Affinität zum Christopher Street Day war unverkennbar.

Die Teilnehmer und Sympathisanten der Kundgebung drängten sich vom Brandenburger Tor über die Straße des 17. Juni bis hin zur Siegessäule. Die Reden wurden auf zwei riesigen Videoeinwänden übertragen. Auf der Tribüne selbst erledigten die Techniker die letzten Handgriffe. Der Himmel war bewölkt und die Temperaturen lagen knapp über dem Nullpunkt, aber es regnete zumindest nicht.

Emma und Melanie standen im hinteren Teil der Bühne, gemeinsam mit einem halben Dutzend anderer

Rednerinnen. Alle sahen fasziniert auf das unendliche Meer von Demonstranten.

„Ich hätte nie gedacht, dass so viele eurem Aufruf folgen würden", sagte Emma. Sie war ein wenig berauscht und konnte sich an der bunten Menschenmasse gar nicht satt sehen.

Melanie hingegen empfand ein tiefes Gefühl der Dankbarkeit angesichts dieser Unterstützung.

Heute war ihr Tag gekommen. Fast zwei Jahre lang hatten sie und ihre Mitstreiterinnen darauf hin gearbeitet. Sie würde als Erste ans Mikrofon treten.

Zahlreiche Pressevertreter berichteten live vor Ort.

Es war jetzt kurz nach zehn Uhr. Melanie Starke warf einen letzten Blick auf ihr Redemanuskript. Emma stupste sie an. „Du weißt gar nicht, wie stolz ich auf dich bin und darauf, hier mitmachen zu dürfen." Sie erntete einen vergnügten Blick und Melanie wedelte mit ihrem Manuskript. „Möchtest du nicht auch ein paar Worte an die Menschen richten?"

„Ich? Hilfe! Allein, dass ich hier mit oben stehe, hat mich Überwindung gekostet."

„Du bist doch sonst nicht auf den Mund gefallen", scherzte Melanie.

Emma lief tatsächlich rot an. „Ja, aber das hier ist eine neue Dimension für mich."

„Kein Problem Süße, drück mir einfach die Daumen."

„Und wie ich das tue."

Die beiden umarmten sich kurz, dann schritt Melanie, Initiatorin der Veranstaltung und erste Vorsitzende des Hurenverbandes Kassandra unter dem tosendem Applaus der Demonstrationsteilnehmer zum Rednerpult.

Emma sah ihr mit Bewunderung nach. Sobald Melanie mit ihrer Ansprache begonnen hatte, stieg sie die Treppen vom hinteren Teil der Tribüne hinunter, suchte sich eine ruhige Ecke und holte ihr Handy aus der Tasche.

Lukas saß fünf Kilometer vom Geschehen entfernt und sah auf seine drei Monitore. Er hatte die Computer des Büros von Kassandra nebeneinander aufgebaut und die Bildschirme aneinander gereiht. Auf dem ersten Schirm verfolgte er über die offiziellen Webcams der Stadt die Kundgebung. In Berlin gibt es an allen größeren Plätzen und Straßenkreuzungen sowie an den S- und U-Bahnhöfen Kameras, die das Leben auf der Straße online in Echtzeit präsentierten. Lukas hatte neun Tabs seines Internetbrowsers geöffnet und auf jede Seite eine andere Webcam aufgerufen. Dann hatte er die Seiten minimiert und über den gesamten Bildschirm aufgeteilt. So hatte er den Gesamtüberblick, wenn auch nur im Kleinen. Wollte er ein Bild größer sehen, musste er nur die Seite mit einem Doppelklick aktivieren und der Bildschirm zeigte die Aufnahmen der Webcam in Vollansicht. Auf dem zweiten Monitor verfolgte er die aktuellen Meldungen der sozialen Netzwerke. Er setzte ein Posting nach dem anderen und chattete nebenher eifrig. Der dritte PC zeigte die Homepage der deutschen Nachrichten- und Presseagentur an. Hier gingen in Echtzeit alle nur denkbaren Meldungen der Welt ein. Lukas hatte den Filter so gesetzt, dass die heutige Kundgebung und der anschließende Streik an erster Stelle erschienen. Die Informationen aktualisierten sich alle dreißig Sekunden. Es war unglaublich.

Er war allein im Büro und hatte vorsichtshalber ein selbst gedrucktes „Geschlossen" Schild an der Eingangstür angebracht. Die Jalousien waren zugezogen und ihm war zumute wie der einsame Computer Nerd, der das Tageslicht und seine Mitmenschen scheut. Doch was sollte er sagen, wenn jemand klingeln würde?Für einen Moment lehnte er sich zufrieden in dem Bürostuhl zurück. Emma sollte das hier sehen. In diesem Augenblick klingelte sein Handy und auf dem Display erschien das Konterfei von ihr. Gut gelaunt drückte er die grüne Hörertaste.

„Du glaubst nicht, was hier los ist", rief sie. Im Hintergrund herrschte Lärm und Lukas konnte sie kaum verstehen.

„Ich weiß, was bei euch abgeht, ich verfolge alles auf meinem Monitor."

„Was? Ich höre dich nur ganz schlecht."

„Ich sehe euch alle", brüllte Lukas in sein Handy, „die
Webcam auf dem Brandenburger Tor filmt richtig und
sendet nicht nur Standbilder. Außerdem ist die Auflösung
ziemlich gut und die Cam besitzt sogar Zoom Funktion."

„Prima Luke. Hör zu, in einer Dreiviertelstunde setzt sich
der Marsch in Bewegung. Ich werde dir laufend Fotos
schicken und du stellst sie gleich ins Netz, ja?"

„Roger, ich bin auf Standby."

Emma legte auf. Luke vertiefte sich wieder in seine
Bildschirme und beantwortete die endlosen Fragen, die
ihm die User im Netz stellten. Es war eine Weile her, dass
er sich so nützlich vorkam und zugleich so viel Spaß hatte.

-

Kurz vor elf Uhr waren die Rednerinnen mit ihren
Ansprachen fertig. Der Demonstrationszug setzte sich
langsam in Bewegung. Die Massen schoben sich durch
das Brandenburger Tor, über den Pariser Platz und weiter
auf der Straße *Unter den Linden.* Dabei skandierten sie
lautstark ihre Forderungen in weithin hörbaren
Sprechchören. Vorneweg liefen mehrere Frauen, die dem

Ganzen via Megafon eine zusätzliche akustische Note verliehen. Natürlich schlenderten etliche Touristen durch diesen Teil der Stadt. Häufig hatten sie im Vorfeld nichts von dieser Kundgebung gehört. Nicht wenige rieben sich verwundert die Augen ob des Spektakels. Handys wurden gezückt und Bilder geschossen.

Die Menschenmassen kamen nur langsam vorwärts. Während die Ersten bereits in der Allee *Unter den Linden* demonstrierten, harrten die letzten noch immer an der Siegessäule aus. Über einhunderttausend Teilnehmer brauchten ihre Zeit. Der Stimmung tat dies keinen Abbruch. Ganz im Gegenteil. Die unterschiedlichen Gruppierungen hatten ihren Spaß und wurden von den Zuschauern angefeuert. Halb Berlin war auf den Beinen, um dieses Schauspiel zu erleben. Die Mischung aus Christopher Street Day, Karneval und ernstem Anliegen gefiel den Berlinern und sie applaudierten an jeder Straßenecke.

Das gesamte Arsenal aus dem Lagerhaus von Kassandra kam zum Einsatz. Trillerpfeifen und Ratschen sorgten für ohrenbetäubenden Lärm. Konfetti färbte die Luft bunt und Kondome flogen en masse in Richtung Zuschauer. Tausende Luftballons stiegen in den Himmel über Berlin auf. Zahlreiche Helfer hatten die Ballons heute morgen mit Helium gefüllt.

Polizisten und Ordner säumten den Zug und gaben dem Ganzen eine Richtung. In Höhe der Komischen Oper bogen die Demonstranten ab. Hier hatten sich auch ein

Dutzend Motorradrocker versammelt und verhöhnten die Frauen mit sexistischen Sprüchen. Die Zahl der Mittelfinger, die ihnen entgegen gestreckt wurde übertraf die Anzahl der Rocker bei weitem. Zusätzlich ersticke ein lautes Pfeifkonzert die Sprüche der Biker nach wenigen Sekunden.

Die Marschroute war eine Kilometer lang und endete vor dem Familienministerium in der Glinkastraße. Ein fahrbares Podest stand dort bereits fertig aufgebaut. Die Kundgebung sollte zum Abschluss noch einmal auf die geschlossenen Bordelle verweisen und alle Prostituierten zur Solidarität aufrufen. Dass der größte Teil des Demonstrationszuges in den Straßen verbleiben würde, hatten die Veranstalter im Vorfeld eingeplant. Jetzt ging es vor allem darum, vor dem Familienministerium medienwirksam Präsenz zu zeigen. Indes konnten Emma und Melanie sowie die zwei Vorsitzenden des österreichischen und schweizerischen Hurenverbandes ihre Stellung an der Spitze des Zuges behaupten. Gerade wollten sie das Podium für die Schlussansprache betreten, da kam es zu einem unschönen Zwischenfall.

Am Rand der Demonstration, an der Ecke Jägerstraße, hatten sich religiöse Fanatiker versammelt. Fast dreißig Islamisten und ebenso viele Mitglieder der sogenannten *Unabhängigen Christen* beschimpfen die Frauen auf das Übelste. Ihr enges Weltbild und die Verachtung für alles Weibliche ließ hier Koalitionen aufkommen, die sonst undenkbar gewesen wären. Die Frauen wehrten sich mit Sprechchören, doch als sie von den religiösen Eiferern bespuckt und mit Steinen beworfen wurden, musste die Polizei einschreiten. Es gab ein kurzes Handgemenge, aber keine wirklichen Verletzungen.

Spontan rissen zwei Mitglieder von *Femen Germany* ihre T-Shirts hoch und präsentierten den ewig Gestrigen ihren Busen.

Die Menschen am Straßenrand applaudierten lautstark. Emma sah es mit Genugtuung. Sie zückte ihr Handy und rief Lukas an.

„Hast du das ins Netz gestellt?"

Ihm war sofort klar, wovon sie sprach. „An dieser Ecke gibt es keine Webcams, aber Reuters überträgt live. Die haben zwar den Vorfall mit den religiösen Fanatikern nicht gefilmt, wahrscheinlich hatten sie keinen Kameramann in diesem Gedränge zur Stelle, doch ein User hat es mit seinem Handy gefilmt und über *Minute-News* gesendet. Ich habe es sofort verlinkt und mit unseren Internetauftritten verknüpft."

Emma konnte an seiner Stimme erkennen, wie sehr ihn seine Aufgabe mitriss. „Jetzt beginnt gleich die Abschlusskundgebung, aber ich habe keine Ahnung, wann ich hier rauskomme.Die Straßen sind proppenvoll."

„Lass dir nur Zeit. Ich habe jede Menge zu tun. Übrigens die Mädels von *Femen* sind nicht zu verachten."

Emma schimpfte mit ihm im Spaß. „Schalte gefälligst dein Kopfkino wieder aus."

„Das ist immer an, wenn du nicht das bist."

Sie lachte, musste aber noch etwas loswerden, denn in den letzten Tagen hatte sich ihre Einstellung zu Lukas sehr zum Positiven verändert. „Luke, ich finde es toll, wie wir beide hier zusammen arbeiten. Ich meine, es muss ja nicht immer um Frauenangelegenheiten gehen. Wir sind einfach ein gutes Team. Findest du nicht auch?"

Er hörte die Hoffnung in ihrer Stimme und wollte sie nicht enttäuschen. „Das ist schon echt cool, aber mein Leben zu Hause hat mir auch gefallen."

„Ist dir nie langweilig? Guten Dope gibt es schließlich überall."

Er ging nicht auf ihren Humor ein. „Emma, hör zu. Wir reden Morgen darüber. Ja? Ich habe unzählige Anfragen aus dem Netz."

Ihre Antwort hörte er nicht mehr, denn in diesem Augenblick detonierte die Bombe. Der Explosion tötete auf der Stelle sieben Menschen und verletzte über dreißig. Vier von ihnen so schwer, dass vier Opfer noch bis zum Abend im Krankenhaus starben und drei weiteren mehrere Gliedmaßen amputiert werden mussten. Acht Personen erlitten Verbrennungen dritten bis vierten

Grades. Die Narben würden sie ihr Leben lang an die feigen Täter erinnern.

Lukas starrte wie gelähmt auf den Bildschirm. Die Kamera des Nachrichtenteams sendete noch einen Moment verwackelte Bilder, auf denen Menschen schreiend und panisch vom Ort der Explosion flüchteten, dann riss die Verbindung ab. Die Live Übertragung war beendet.

Es dauerte mehrere Sekunden bis er realisiert hatte, welche Katastrophe sich soeben ereignet hatte. Erst das Flimmern des Bildschirms riss ihn aus seiner Schockstarre. Die Handyverbindung zu Emma war unterbrochen und er wählte sofort wieder ihre Nummer. Ohne Erfolg. Das Netz war zusammengebrochen.

Lukas fühlte sich wie gelähmt vor Entsetzen. Er wählte die Notrufnummer der Polizei, doch alle Leitungen waren belegt. Sein nächster Impuls war, zu Emma zu fahren, doch dann zwang er sich klar zu denken. Er klickte die Webcams der Stadt an und zum Glück waren diese noch abrufbar. Am Brandenburger Tor sowie Unter den Linden gab es mehrere Kameras und zwei davon übertrugen keine Standbilder, die sich im Anstand von Sekunden erneuerten, sondern filmten ohne Unterbrechung bewegte Bilder. Lukas klickte die beiden Kameras an und legte die Bilder auf je zwei seiner drei Bildschirme und stellte den Vollbildmodus ein. Beim Anblick der verzweifelten Menschen fuhr im der Schrecken tief ins Mark.

Berlin hat wie jede andere Stadt und jedes andere
Bundesland Notfallpläne, die in unterschiedlichen
Kategorien für einen feindlichen Angriff bereit liegen.
Eine Explosion, mutmaßlich durch eine Bombe oder ein
Sprengstoffattentat ausgelöst, noch dazu in unmittelbarer
Nähe zu einem Bundesministerium, aktiviert die
zweithöchste Stufe für eine Gefahrenlage. Der Luftraum
über Berlin wurde für den gesamten zivilen Luftverkehr
gesperrt. An den Ringautobahnen um die Stadt, den Ein-
und Ausfallstraßen sowie an allen größeren Kreuzungen,
weiteren neuralgischen Punkten und den Ministerien
sowie dem Reichstag bezogen mit Maschinenpistolen
bewaffnete Sondereinheiten der Polizei Position. Sie
hatten den Schießbefehl für verdächtige Personen erhalten.
Drei Sondereinsatzkommandos, die sogenannten SEKs
waren bereits unterwegs zum Katastrophenplatz. Die
GSG 9, die berühmte Grenzschutzgruppe der
Bundespolizei wurde in Alarmbereitschaft versetzt.

Die Krankenhäuser der Stadt wurden für einen
Massenanfall von Verletzten alarmiert. Ärzte und
Pflegekräfte wurden aus ihrer Freizeit oder aus dem
Urlaub in die Kliniken zurück beordert. Technisches
Hilfswerk, Feuerwehr und Rettungsdienste fuhren aus.
Insgesamt drei Polizeihubschrauber kreisen über der
Innenstadt. Die nächste Alarmstufe, die Höchste für
unmittelbare Gefahren, hätte die Soldaten der
Bundeswehr zum Gefecht auslaufen lassen. Deutschland
wäre dann im Kriegszustand gewesen. Unabhängig davon
gab der Verteidigungsminister an seine Stabsoffiziere in

den Kasernen in und um Berlin den Befehl für die erhöhte Gefechtsbereitschaft.

Lukas starrte auf den Bildschirm und versuchte noch immer das Unbegreifliche zu begreifen. Wieder und wieder wählte er die Handynummern von Emma und Melanie. Doch das Netz war nach wie vor überlastet und er kam nicht durch. Auf seinem Monitor zeigten ihm die Webcams Bilder, die er sein Leben lang nicht mehr vergessen würde. Tote und verletzte Opfer lagen teils übereinander. Menschen rannten in alle Himmelsrichtungen, fielen dabei übereinander und strauchelten. Es war ein einziges Chaos. Auch ohne Ton konnte er die stummen Schreie der Hilflosen wahrnehmen.

Die meisten Helfer waren noch nicht vor Ort und die wenigen, die sich in der Nähe des Anschlags aufgehalten hatten, kamen nicht an die Verletzten heran. Geschäfte, Museen und Galerien wurden zu Fluchtpunkten. Da niemand wusste, ob es noch weitere Sprengsätze gab, wollte jeder nur fliehen und Schutz suchen.

Lukas suchte fieberhaft nach Emma auf dem Bildschirm, doch er fand sie nirgends. Für einen Moment meinte er, Sandra oder Roswitha inmitten des Irrsinns entdeckt zu haben, doch gleich darauf waren die beiden Mitarbeiterinnen von Kassandra schon wieder verschwunden. Unschlüssig, ob er selber zum Tatort fahren sollte lief Lukas nervös im Büro auf und ab. Ihm war klar, dass es keine Chance geben würde, bis zum Ort des Geschehens vorzudringen. Sein Verstand sagte ihm, dass Emma sich melden würde, sobald sie dazu in der Lage war und das Handynetz wieder funktionierte. Doch einfach herum sitzen und warten? Eine unerträgliche Vorstellung.

Im Fernsehen wurde bereits zu diesem Zeitpunkt eine Notfall-Hotline eingeblendet. Lukas probierte die Nummer, sie war selbstverständlich belegt. Er suchte im Internet nach den Berliner Krankenhäusern und probierte dort anzurufen, aber auch hier hörte er nur das inzwischen verhassten Besetzt Zeichen. So verbrachte er eine qualvolle Stunde, ohne zu wissen wie es Emma und den anderen ging.

Auf den verschiedenen Nachrichtenkanälen mutmaßten die Reporter über die Hintergründe des feigen Anschlags. Polizei und Politik hielten sich nach wie vor bedeckt. Die ausländische Presse, die bisher mit Begeisterung von dem Streik der Huren berichtet hatte, schaltete um auf Krisenberichterstattung.

Auf dem Monitor sah Lukas wie die Helfer am Unglücksplatz alles nur Menschenmögliche unternahmen, um den Opfern zu helfen. Die ersten Nachrichtenkanäle verbreiteten die Information, dass die Bombe in einem Auto platziert wurde, dass gegenüber vom Familienministerium abgestellt worden war.

Lukas interessierte das alles schon, doch was war mit seiner Freundin? Er überlegte zum wiederholten Male, ob er doch hinfahren sollte. Jetzt, wo das größte Chaos eingedämmt worden war. Weitere Anschläge waren keine erfolgt, allerdings hatte die Polizei die Innenstadt komplett abgeriegelt. Er würde es zu Fuß versuchen müssen. Doch wie weit würde er kommen? In diesem Augenblick klingelte sein Handy. Es war Emma.

„Luke, ich bin Okay", rief Emma aufgeregt.

„Gott, ich bin so glücklich. Ist dir wirklich nichts passiert?"

„Ich habe nur ein paar Schrammen davon getragen, als ich hingefallen bin", sie hielt kurz inne, „aber Roswitha ist tot. Sie war in unmittelbarer Nähe der Autobombe."

Lukas hielt den Atem an, dann brach es aus ihm heraus. „Diese Schweine! Diese verdammten hinterhältigen Bestien! Was ist mit Melanie?"

Emma hörte sich heiser und erschöpft an. „Sie hat Verbrennungen davon getragen und mich nicht mehr gehört. Ich hoffe, ihr Trommelfell ist nicht geplatzt. Außerdem stand einer ihrer Finger quer ab, ich fürchte, sie hat ihn sich bei dem Sturz in dem Gedränge gebrochen", Emma holte tief Luft, „Luke, hier gibt es eine provisorische Leitstelle in einem Zelt. Ich versuche heraus zu finden, in welches Krankenhaus Melanie gebracht wurde."

„Und Sandra?"

„Die hat zu ihrem Glück den Anschluss an den Demonstrationszug verpasst. Sie war viel weiter hinten, als die Bombe hochging."

„Wie kann ich helfen?"

„Ich melde mich sobald ich weiß in welche Klinik Melanie gebracht wurde. Du kannst mich dann dort abholen."

„Okay, ich warte und Emma … „

„Ja?"

„Ich liebe dich."

Für ein, zwei Sekunden, herrschte Stille in der Leitung, dann sagte Emma. „Luke, ich glaube nicht, dass das der richtige Zeitpunkt für solche Geständnisse ist."

„Es gibt keinen Besseren. Ich habe es mir nie eingestanden, aber seit heute weiß ich, dass ich dich mehr als alles andere auf der Welt liebe und nicht mehr ohne dich leben möchte."

Wieder kurze Ruhe, dann antwortete Emma mit leiser Stimme. „Ich will auch nicht ohne dich leben Luke, und ja, ich lieb dich auch."

Es dauerte fast eine Stunde, bis alle Verletzten versorgt und auf die Berliner Krankenhäuser verteilt worden waren. Die Aufräumarbeiten hielten bis zum Abend an. Den Tatort würde man noch tagelang nicht betreten dürfen. Der Staatsschutz übernahm in Kooperation mit den örtlichen Polizeibehörden die Ermittlungen. Unterstützung gab es vom Bundesnachrichtendienst, dem Bundesamt für Verfassungsschutz und den befreundeten, ausländischen Geheimdiensten.

Im Bereich für Berlin Mitte verbot die Polizei für diesen Silvesterabend das Anzünden von Feuerwerkskörpern. Der überwiegende Teil der Bewohner befolgte die Anordnung. Anderenorts feierten die Menschen Silvester genauso ausgelassen wie alle Jahre zuvor.

-

Sonntag, 1. Januar 2017

Den ganzen Neujahrstag über herrschte in der Hauptstadt eine gespenstische Ruhe. Der Bombenanschlag lähmte das öffentliche Leben. Wenngleich der erste Januar von Natur aus nicht zu den ereignisreichen Tagen im Jahr zählt, so stand er dieses Mal im Zeichen der Trauer, Besinnung aber auch der Wut auf über das unbeschreibliche Verbrechen.

Die heimische und internationale Presse berichteten ausführlich. Falls die Urheber des feigen Anschlags darauf spekuliert hatten, die tödliche Bombe und deren Folgen würde das Anliegen der Demonstration überlagern, so hatten sie sich gründlich getäuscht. Ausführlich und in anerkennenden Worten würdigten die Medien unisono die Idee des Streiks. Die Ansprachen wurden größtenteils im Wortlaut wiedergegeben und unzählige Prostituierte erhielten Interviews.

Für das feige Bombenattentat reichte die Palette von Verachtung bis zum Hass. In einer Gesprächsrunde im Fernsehen erinnerte der Innenminister an die Stärke des Rechtsstaates. Journalisten fragten nach den Urhebern des Bombenanschlags, doch der Minister ließ sich nicht in die Karten schauen, sofern er denn eine Ahnung hatte.

Die Theorien der regelmäßig in den Nachrichten auftretenden und häufig selbst ernannten Experten reichten von einem vermuteten Rockerkrieg über religiöse Fanatiker bis hin zu einer Abrechnung unter Zuhältern oder einer Fehde unter rivalisierenden Familienclans. Laut Innenministerium lag bis dato kein Bekennerschreiben vor. Kurzum, niemand kannte mögliche Details und diejenigen, die etwas wussten, gaben nichts preis.

Die Neujahrsansprache der Kanzlerin fiel den Erwartungen entsprechend schwammig und nichtssagend aus.

Etliche Bordellbetriebe im Land hielten ihre Pforten an diesem Tag noch geschlossen. Ob es tatsächlich wegen des Streikaufrufs, der Trauer um die Toten des Anschlags oder auf Grund des Feiertags war, dazu äußerte sich niemand.

Am Abend gab der Berliner Polizeipräsident auf einer Pressekonferenz bekannt, dass der Wagen, in dem die Bombe explodierte, zur Stunde von den Spezialisten der Abteilung KTU, der Kriminaltechnischen Untersuchung, inspiziert wurde. Die Ermittlungen würden noch einige Zeit andauern, aber so viel könne er zum aktuellen Stand mitteilen, dass die Explosion durch einhundert Kilogramm Trinitrotoluol verursacht wurde, besser bekannt unter seiner Abkürzung TNT. Das Fahrzeug, ein koreanisches Modell, habe an der Seitenstraße parken dürfen. Im Gegensatz zur Hauptroute der Demonstration, galt dort kein Parkverbot. Vier weitere Fahrzeuge wurden komplett zerstört. An den umlegenden Gebäuden gebe es erheblichen Sachschaden. Statiker würden in den nächsten Tagen prüfen inwieweit die Häuser noch bewohnbar seien.

Dann kam der Polizeipräsident ein weiteres Mal auf die Opfer zu sprechen und versprach, dass man alles Notwendige unternehmen werde, um die Täter zu ergreifen.

-

Am dritten Streiktag hatten die meisten Bordelle wieder geöffnet. Ein paar wenige machten den Anfang und schnell sprach es sich herum, so dass niemand auf die Einnahmen verzichten oder seine Stammkunden verlieren wollte. Das Leben ging seinen gewohnten Gang, mit all seinen Ausflüchten, Geheimnissen und Täuschungen. Männliche Singles waren aktiv wie immer und die verheirateten Männer gebrauchten die üblichen Ausreden, wenn sie den heimischen Herd für eine gewisse Zeit verlassen wollten. Man musste Freunde oder Kollegen treffen, Überstunden waren unumgänglich, ein kurzer Besuch in der Stammkneipe im neuen Jahr sei Pflicht oder der Besuch im Baumarkt nahm mal wieder so viel Zeit in Anspruch. Die langen Schlangen an der Kasse und so weiter. Die ganz Dreisten erzählten ihren Frauen, das Auto bräuchte dringend eine gründliche Reinigung. So konnte man getrost zwei Stunden von zu Hause fern bleiben. Eine Stunde wurde dem Auto gewidmet, die andere Stunde den Damen vom horizontalen Gewerbe.

Die werten Gattinnen taten so, als gäbe es keinen fremden Parfümduft an ihren Männern oder registrierten es tatsächlich nicht. Die gewohnten Rituale in und außerhalb der Bordelle nahmen wieder ihren Lauf.

Die zehn goldenen Regeln für Freier, die die Mitarbeiterinnen von Kassandra an die Etablissements verschickt hatte, hingen zum Teil in den Bordellen aus. Viele Kunden lasen sie, manche hielten sich sogar daran.

Gespräche zwischen Freiern und Prostituierten über den Streik gab es vereinzelt, doch das Hauptinteresse der männlichen Kundschaft galt der schnellen Nummer oder einer ausgefallenen Session im SM-Studio.

-

Emma und Lukas besuchten Melanie an diesem Tag in der Sankt Vinzenz Klinik in Berlin Charlottenburg. Heute morgen wurde sie von der Intensivstation auf die Normalstation verlegt. Ihre Verbrennungen waren zum Glück nicht all zu dramatisch. Eine Hauttransplantation würde nicht nötig sein. Auf dem rechten Unterarm blieben Narben als Erinnerung und Mahnung zurück. Ihr Trommelfell war nicht geplatzt. Der Pfeifton im Ohr war mittlerweile verschwunden. Die Fraktur des kleinen Fingers der linken Hand wurde konservativ behandelt. Da die Bruchlinie glatt verlief, hatten die Chirurgen den kleinen Finger an den Ringfinger geschient. In einem Monat würde sie ihn wieder benutzen können.

„Den Mittelfinger kann ich noch jedem entgegen strecken", sagte Melanie und demonstrierte auch gleich die freche Geste. Sie verzog das Gesicht. „Mist, das tut noch immer höllisch weh!"

Emma legte ihre Hand auf den Unterarm der Freundin. „Zu leben heißt zu kämpfen."

„Alice Schwarzer?"

„Nein, Seneca. Römischer Philosoph."

„Was du nicht alles weißt", scherzte Melanie.

Emma nahm sie in den Arm. „Ich bin so froh, dass du einigermaßen in Ordnung bist."

„Roswithas Tod ist grausam und nicht zu verstehen."

Emma stimmte ihr zu. „Ich frage mich manchmal, ob wir eine Mitschuld haben. Ich meine die Idee mit dem Streik und der Demonstration."

Melanie drückte Emmas Hand empört weg. „Niemals! So etwas darfst du nicht einmal im Traum denken. Wir haben ein wichtiges Anliegen und wer immer diesen Anschlag verübt hat ist ein mieser und feiger Verbrecher. Nur der oder die Täter tragen die alleinige Schuld. Da müssen wir uns überhaupt keine Vorwürfe machen."

„Du hast ja recht. Ich fühle mich nur so schrecklich."

Melanie lenkte ein. „Das geht mir genauso. Sandra war gestern hier. Sie hat fast die ganze Zeit über nur geweint", sie setzte sich aufrecht in ihrem Bett hin, „diese sinnlose und mörderische Brutalität. Nie hätte ich für möglich gehalten, dass wir im Fokus von solchen Mördern stehen."

„Die Decke der menschlichen Zivilisation ist ziemlich dünn."

„Schon wieder Seneca?"

Emma lächelte. „Sigmund Freud."

Melanie sah zu Lukas. „Pass auf, dass unsere Schlaumeierin rechtzeitig ihren Literaturnobelpreis abholt."

Lukas grinste und holte die letzten Sachen aus der großen Tüte.

„Denkt ihr eigentlich, dass die mich hier verhungern lassen?", fragte Melanie angesichts der vielen Lebensmittel.

„Wer mag schon den Klinikfraß", erwiderte Lukas. Er hatte sechs Packungen Gummibärchen mitgebracht, dazu zwei Tüten Chips, drei Tafeln Schokolade, zwei frische Muffins vom Bäcker, ein Bündel Bananen, vier Orangen und zwei kleine Flaschen Prosecco. Er zeigte auf die Fläschchen. „Die habe ich dir extra in die Klinik geschmuggelt, als Schlummertrunk für die Nacht."

Melanie bedankte sich. „Du hast übrigens erstklassige Arbeit geleistet. Unsere Website wird so häufig aufgerufen wie noch nie und in den sozialen Netzwerken haben wir inzwischen fast zwei Millionen Follower."

Lukas nickte und riss die erste Tüte Gummibärchen auf.

Sie plauderten noch eine halbe Stunde, dann verabschiedeten sie sich.

„Besuche uns doch mal. Komm zu mir nach Dachau, nicht ins Bordell nach München."

Melanie versprach es und drückte Lukas zwei der sechs Tüten mit den Gummibärchen in die Hand. „Du bist doch hier der Süchtige, nicht wahr?"

*

Kapitel 7. Angry Women

Hendrik van Heijden war siebenundvierzig Jahre alt. Als er vor zweiundzwanzig Jahren von Rotterdam nach Berlin gekommen war, hatte er von Anfang an nur ein Ziel gehabt: Möglichst viel Geld als Zuhälter zu verdienen. Entsprechend brutal und rücksichtslos ging er vor. Genau zwölf Frauen liefen mittlerweile für ihn auf dem Straßenstrich in Berlin. Er benötigte einen Kompagnon und so hatte er vor zwei Jahren einen Ex-Stasi Offizier angeheuert. Die beiden schlugen die Frauen, wenn sie nicht genügend Geld von der Arbeit mit brachten. Sie schlugen sie auch sonst, vor allem wenn van Heijden und Radzinsky betrunken waren. Und sie tranken viel und regelmäßig. Und sie tranken viel und regelmäßig.

Da sie den albanischen und kurdischen Zuhälterclans aus dem Weg gingen und deren Reviere nicht kreuzten, hatten sie im Laufe der Jahre weitestgehend ungestört ihre zumeist drogenabhängigen Frauen anschaffen lassen können. Das änderte sich schlagartig in der Nacht vom achten auf den neunten Januar 2017.

Radzinsky konnte entkommen, doch van Heijden wurde geschnappt. Die vier Frauen die der neuen Bewegung der *Angry Women* angehörten, passten den Zuhälter auf dem

Nachhauseweg ab. Sie betäubten ihn und verfrachteten den Mann in ihrem dunkelgrauen Transporter. Van Heijden wurde vollständig entkleidet und gefesselt.

Seit vier Uhr morgens hing der Zuhälter im Schaufenster eines Geschäfts an der Ecke Kurfürstendamm und Brandenburgische Straße. Hier befindet sich auch die U-Bahn Station Adenauerlatz. Etliche Berufstätige gingen an diesem Montag zur Arbeit und gegen sechs Uhr morgens hatte sich eine beträchtliche Menschentraube vor besagtem Laden gebildet.

Van Heijden war inzwischen längst wieder bei Bewusstsein und zerrte an den Seilen, die seine Hände und Füße in gespreizter Stellung von der Decke bis zum Boden gnadenlos fixierten. Die ersten Handys klickten und im Nu war van Heijden der Star in den sozialen Netzwerken.

Der Mann tobte, doch vergebens. Die Tür des Geschäfts, dass gerade renoviert wurde und deshalb keinen Besitzer in den nächsten Stunden erwartete, hatten die Aktivistinnen von *Angry* W*omen* verschlossen. Die Schutzfolien aus dem Schaufenster hatten sie entfernt und zwei Halogenscheinwerfer setzten den Zuhälter ins strahlende Licht. Sein Penis war auf Bohnengröße geschrumpft und er wusste nicht, wie lange er seine Blase noch kontrollieren konnte. Den Abend zuvor hatte er etliche Bier getrunken und war seitdem nicht mehr auf Toilette gewesen. Die Frauen hatten ihn geknebelt und kein Wort mit ihm gewechselt. Der Knebel war weg, doch die Fesseln um so straffer gezogen.

Van Heijden schrie die Menschen vor dem Schaufenster an. „Was glotzt ihr so? Holt die Polizei!" Er war nie ein Freund der Staatsmacht gewesen, doch nun wünschte er sich nichts dringlicher als den Anblick eines heranrasenden Polizeiwagens. Radzinsky, der Nichtsnutz, würde vermutlich noch selig in seinem Bett liegen. Letztlich kam die Polizei gegen halb sieben und benötigte allerdings einen Schlüsseldienst zum Öffnen der Eingangstür. Der Handwerker traf gegen halb acht ein und kurz nach acht Uhr war der Zuhälter von seinen Fesseln befreit. Allerdings war eine große Pfütze am Boden zu sehen. Hinter der Schaufensterscheibe roch es streng nach Urin.

Als die Polizisten van Heijden eine Decke gaben, entdeckten sie auf seinem Bauch zwei mit wasserfestem Stift geschriebene Worte: **Angry Women**.

Die Boulevardzeitungen Berlins brachten die Geschichte auf Seite eins. Van Heijden wurde schnell als gemeiner Zuhälter erkannt und so hielt sich das Mitgefühl der Journalisten in Grenzen. Ein Ganzkörperfoto des Zuhälters, wie er im Schaufenster hing, zierte das untere Drittel des Artikels. Eins schwarzer Balken verhüllte nur knapp seine Genitalien.

Radzinsky und van Heijden wurden wegen wiederholter Körperverletzung und Freiheitsberaubung in Gewahrsam genommen. Drei der Frauen, die für die beiden anschaffen gingen, kamen in stationäre Behandlung zum Drogenentzug. Die restlichen hatten daran kein Interesse. Sie suchten sich neue Luden.

Auch Ronny Fleischhauer durfte neben seinen zahlreichen Tattoos, die mittlerweile berühmt gewordenen zwei Worte, *Angry Women*, auf seinem Bauch bewundern. Er machte zwei Nächte nach Hendrik van Heijden die Bekanntschaft mit den Frauen der Spaßguerilla.

Fleischhauer hatte erst vor wenigen Tagen seinen fünfzigsten Geburtstag gefeiert. Er besaß eine Kneipe in der Erfurter Altstadt und war mit seinem Leben rundum zufrieden. Als gelernter Landmaschinenschlosser war ihm die tägliche Arbeit von jeher ein Gräuel gewesen. Dann kam die Wende und Ronny fand die Idee, Freundin und Schwester für sich arbeiten zu lassen, einfach genial. Er zwang seine noch nicht volljährige, siebzehn Jahre alte Schwester sowie seine neunzehnjährige Freundin mittels roher Gewalt zur Prostitution. Im Hinterzimmer seiner Kneipe mussten die beiden jungen Mädchen die Freier bedienen und zwar ohne jegliche Einschränkung. Wollte ein Kunde französisch ohne Kondom, verlangte Fleischhauer einfach den doppelten Preis und die Mädchen mussten gehorchen. Auch Geschlechtsverkehr ohne Gummi bot er den Interessenten an. Als seine Freundin, die längst nicht mehr seine Gefährtin, sondern mittlerweile nur noch ein Goldesel zum Schröpfen war, davon schwanger wurde, zwang Fleischhauer sie ohne zu zögern zur Abtreibung.

Heute Nacht kam der Zuhälter nur bis zur nächsten Straßenecke seiner Kneipe. Die drei Aktivistinnen schlugen ihm mit einem Baseballschläger in die Kniekehle, so dass Ronny zusammen sackte. Fast gleichzeitig bekam er das mit Chloroform getränkte Tuch unter die Nase gehalten. Im Schutz der Dunkelheit zogen ihn die drei Frauen in sein Lokal zurück. Dort wurde Fleischhauer in bewährter Manier entkleidet und erhielt die zwei bekannten Worte auf seinen Bauch gemalt. Als nächstes hoben sie den Betäubten auf den Tresen und banden ihn in sitzender Haltung am Ausschank fest. Zu guter Letzt wurden zwei weibliche Gummipuppen aufgeblasen und neben ihm positioniert. Nun schalteten sie sämtliche Lichter der Kneipe ein und ließen die Tür beim Hinausgehen sperrangelweit offen. Auf dem Fußweg postierten sie ein großes Schild, das rot und herzförmig war. Die zweideutige Aufschrift lautete:

Heute Selbstbedienung!

Die zwei Frauen, die Fleischhauer zur Prostitution gezwungen hatte, brachten die Aktivistinnen im Erfurter Frauenhaus unter.

Gegen morgen betrachteten die ersten Passanten amüsiert das Schauspiel. Zufällig kamen zwei Reporter des lokalen Blattes vorbei. Eine weibliche Stimme, die anonym bleiben wollte, hatte in der Reaktion angerufen und die Story des Tages verkündet.

Die Medien berichteten landesweit über die Bewegung im Untergrund. Im Internet wurden die *Angry Women* als weibliche Robin Hoods gefeiert.

Die nächste Auswahl der Frauenguerilla fiel auf einen besonders gefährlichen Kandidat. Valdrin Dushku war ein schwereres Kaliber als die beiden Zuhälter in Berlin und Erfurt. Er stand auf der dritthöchsten Stufe in der Hierarchie einer europaweit agierenden Schlepperorganisation. Der gebürtige Albaner wohnte in Lindau am Bodensee. Von hier aus managte er mit seinen kriminellen Kumpanen den Weitertransport der häufig minderjährigen Mädchen aus Osteuropa. Die Stadt bot mit ihrer Lage am Wasser und in direkter Nachbarschaft zu Österreich einen idealen Stützpunkt für die Machenschaften der Menschenhändler. Die verschleppten jungen Frauen und Mädchen kamen zumeist aus dem Kosovo, Moldawien und Rumänien. Zum Teil wurden sie mit falschen Versprechungen nach Mitteleuropa gelockt, doch häufig waren sie auch Opfer von Entführungen oder wurden von ihren bettelarmen Familien an die Menschenhändler verkauft.

Die Route führte in der Regel durch Österreich und endete zunächst im Hinterland des Bodensees. Von hier wurden die Opfer auf mehrere Fahrzeuge verteilt und in illegale Bordelle nach Frankreich, Holland und Deutschland verfrachtet.

Waren auf dem Landweg Probleme zu erwarten, so nutzte Valdrin Dushku ein Boot, das er eigens dafür angeschafft hatte. In den alten Kahn stopfte er mit seinen Leuten über zwanzig der künftigen Zwangsprostituierten. Vom österreichischen Hinterland fuhr das Boot bei Nacht dann mehrere Anlegestellen auf deutscher Seite an. Hier ging der Transport dann in gewohnter Manier weiter.

Zweimal hatte der Menschenhändler einen Tipp seines Informanten bei der österreichischen Polizei erhalten. Die Kontrollen in Ufernähe sollten in den jeweiligen Nächten verstärkt werden. Dushku trieb die Frauen über die grüne Grenze von Österreich nach der Schweiz. Sein Kahn hatte zwischenzeitlich am Schweizer Ufer angelegt. Jetzt ging die Fahrt vom Schweizer Teil des Bodensees hinüber nach Deutschland. Kontrollen der Wasserschutzpolizei, noch dazu bei Nacht, waren nicht zu erwarten.

Die Geschäfte liefen seit Jahren so gut, dass Dushku mittlerweile eine Villa mit Seesicht in Lindau sein Eigen nannte. Von einer Haushälterin, die jeden Morgen für zwei Stunden sauber machte, abgesehen, bewohnte er das Anwesen allein. Mehrmals im Monat fanden exzessive Partys statt. Drogen und Prostituierte gehörten selbstredend dazu.

Außer einem Maserati, einem Hummer-Geländewagen und einer Mercedes-Benz S-Klasse besaß der bisher noch nie verurteilte Kriminelle ein Sportboot *Sea Ray* im Wert von über einhunderttausend Euro. Genau dieses Boot sollte ihm zum Verhängnis werden.

Die Aktivistinnen von Angry Women hatten das Anwesen jetzt den dritten Tag ausgekundschaftet. Einen festen Tagesablauf von Dushku konnten sie nicht ausmachen. Immer wieder verließ er sowohl nachts als auch tagsüber spontan das Haus und blieb unterschiedlich lange fort. Zweimal hatten sie ihn mit dem Auto verfolgt ohne wichtige Erkenntnisse zu erhalten. Dass es schwierig werden würde seiner habhaft zu werden und ihn zu bestrafen war ihnen klar, doch das weckte den Ehrgeiz der Frauen umso mehr. Nur bisher hatten sie noch keinen genauen Plan.

In der folgenden Nacht lagen zwei Mitglieder der *Angry Women* auf der Lauer. Es war abgemacht, dass sie weitere Informationen sammeln sollten. Spätestens übermorgen wollte man dann zuschlagen, komme was wolle. Manchmal aber ist der Zufall schneller und wirft jede Planung über den Haufen.

Valdrin Dushku verließ gegen Mitternacht seine Villa und ging zum Bootssteg, der sich direkt an seinem Grundstück befand. Hier war sein Sportboot fest gemacht. Was er dort wollte, konnten die beiden Beobachterinnen nur vermuten. Vielleicht noch einmal ausfahren oder nur nach dem Rechten sehen. Fatal war, dass die beiden Frauen nur wenige Meter neben dem Steg in einem Gebüsch ihre Stellung bezogen hatten. Dushku kam gefährlich nah heran und vor Schreck trat eine der Frauen nach hinten. Ein am Boden liegender Ast knackte und Dushku war augenblicklich in Halbachstellung. Die Taschenlampe, die er bisher nicht genutzt hatte, strahlte nun die beiden Frauen erbarmungslos an. Als er realisierte, dass ihm hier weder die Polizei noch die Konkurrenz aus dem Gangstermilieu auflauerte, setzte Dushku ein höhnisches Grinsen auf. „Wen haben wir denn da? Wollt ihr für mich arbeiten? Nein, dafür seid ihr zu alt. Ihr seid einfach zwei dämliche Einbrecherinnen, nicht wahr?"

Die beiden gaben keinen Mucks von sich.

„Los raus!", befahl er.

Langsam krochen die Frauen aus dem Gebüsch heraus. Dushku gaffte sie ungeniert an. „Habt ihr blöden Fotzen wirklich gedacht, ihr könnt bei mir einbrechen? Ihr habt keine Ahnung, mit wem ihr euch eingelassen habt!"

Sie wussten es sehr wohl, doch es war kein guter Zeitpunkt zum diskutieren.

Obwohl Dushku im Moment unbewaffnet war und keinerlei Bedenken hatte, mit den beiden fertig zu werden, musste er dennoch telefonieren. Er wollte bei seinen Kumpanen einen neutralen Transporter anfordern. Damit würde er die beiden Frauen wegschaffen. Was er dann mit ihnen machen würde stand noch nicht fest. Womöglich, so Dushkus Gedanken, müsste er die beiden erst einmal einreiten. Vielleicht könnte er sie ja doch weiter verkaufen. Die eine, mit den dunklen glatten Haaren, sah zumindest ganz passabel aus. Er griff in die Jackentasche und wollte sein Handy herausziehen. Diesen Moment nutzte eine der Frauen geistesgegenwärtig. Emma sprintete die zwei Meter zum Bootssteg vor und an Dushku vorbei. Neben dem Sportboot lag ein altes Ruderboot vertäut. Die Paddel lagen im Inneren des Kahns. Emma schnappte sich das eine Holzpaddel am Blatt, holte weit aus und zog den Paddelknauf mit voller Wucht über Dushkus Schädel. Der hatte gerade noch realisieren können, was ihm bevorstand und wollte sich wegducken, doch die Beine waren langsamer als das Gehirn. Er gab einen erstickten Grunzlaut von sich und fiel ohnmächtig zu Boden. Sprachlos und perplex betrachteten Emma und ihre Mitstreiterin Hülya den bewusstlosen Mann.

„Ich dachte, der wollte seine Knarre ziehen", sagte Hülya mit belegter Stimme.

„Das dachte ich auch", pflichtete Emma ihr bei, „deshalb der Schlag."

Die beiden Frauen standen in der Eiseskälte der Januarnacht auf Dushkus Rasen. Der Wind pfiff und der Bodensee glänzte im nächtlichen Mondschein. Es war eine surreale Situation. Sie hatten den Kerl erledigt, wenn auch anders als gedacht.

„Was machen wir?", fragte Hülya.

„Wir rufen bei unseren Leuten an, aber zuerst müssen wir den Scheißkerl fesseln. Wer weiß, wie schnell der wieder zu sich kommt."

Sie zogen ihre Handschuhe aus und verwendeten die Seile, die im Boot lagen. Mit nervösen Blicken zur Villa hinauf banden sie Dushku Hände und Füße zusammen. Ihre Finger waren klamm und als Emma ihr Handy aus der Tasche holte, gelang es ihr nur mit Mühe den PIN-Code einzugeben. Nach dem zweiten Klingeln nahm ihre Mitstreiterin ab. Sie hörte sich die Geschichte an und sagte knapp: „Ihr habt kein Chloroform dabei, also könnt ihr ihn nicht betäuben. Bindet ihn los und verschwindet."

Emma glaubte ihren Ohren nicht zu trauen. Sie berichtete Hülya und die schüttelte den Kopf.

„Kommt nicht in Frage", erwiderte Emma, „ihr kommt mit dem Transporter und helft uns."

Am anderen Ende der Leitung wurde heftig diskutiert. Emma sah zu Dushku. Der war noch immer bewusstlos, doch sie wurde ungeduldig. Jeden Moment konnte wer auch immer hier auftauchen.

„Wir setzen ihn ins Boot und lassen ihn auf den See hinaus treiben", schlug Emma vor.

„Wir sind keine Mörder!", rief die Stimme aus dem Telefon, „ihr brecht die Aktion jetzt sofort ab. Keine Widerrede!"

Emma drückte auf dem Display das rote Hörersymbol. „Du kannst mich mal", sagte sie zum Gerät.

„Willst du das wirklich machen? Ihn auf den See treiben lassen? Er ist zwar ein Schwein, aber wir keine Verbrecher."

Hülya wirkte besorgt. Sie kannte Emma noch nicht lange genug und besaß auch nicht deren Wagemut. Doch Emma beruhigte sie umgehend. „Keine Sorge, der wird es überleben. Aber einfach so verschwinden, das kommt nicht in Frage."

„Aber was willst du unternehmen?"

Emma sah zu Dushku. „Mir schwebt da so eine Art Kompromiss vor."

„Was meinst du?"

„Ein Mittelweg zwischen Abhauen und den Scheißkerl auf dem Wasser erfrieren zu lassen." Emma erklärte ihr den Plan, den sie aus dem Stegreif entwickelt hatte.

Gemeinsam entkleideten sie Dushku, der nach wie vor im Reich der Seligen schwebte. Als Emma die Klinge ihres Taschenmessers öffnete zuckte Hülya zusammen.

„Hast du vielleicht eine wasserfesten Stift dabei?"

„Nein.", antwortete Hülya.

„Eben."

Sie ritzte mit der Klinge die Initialen A und W auf die Brust des Menschenhändlers.

„Zwei ganze Worte würde jetzt zu lange dauern", sagte Emma, „So, und jetzt Handys raus und beim Fotografieren nicht vergessen den Blitz einzuschalten."

Hülya tat wie ihr geheißen. Emma wischte zwischendurch immer wieder mit dem Pullover des Zuhälters das Blut von seiner Brust. Sie schossen an die zwanzig Bilder.

„Nichts wie weg", drängte Hülya, doch Emma stoppte sie.

„Ich habe von einem Kompromiss geredet." Sie ging zum Sportboot und fand, was sie suchte. Ein zirka vierzig Meter langes Seil lag im hinteren Teil des Schiffes. Emma erläuterte Hülya ihr Vorhaben, dass sie vorhin nur in verkürzter Form erklärt hatte. Gemeinsam schleiften sie unter Mühen den bewusstlosen Körper in das Sportboot. Dort fixierten sie seine Hände am Steuerrad. Für die Beine fehlten ihnen das Material zum Fesseln. Danach verknotete Emma das Seil mit dem einen Ende am Steg und dem anderen an der größten Augplatte des Bootes.

Sie wedelte mit Dushkus Schlüsselbund. „Passt."

Hülya sah ihr fasziniert zu. Sie stockte allerdings, als Emma ihr sagte, sie solle jetzt die Polizei anrufen.

„Ich mein das im ernst. Halte dir ein Taschentuch oder Schal vor den Mund und sage bei der Polizei hier treibe ein herrenloses Boot vor der Küste. Dann schmeiß die SIM-Karte weg. Ich bezahle dir eine neue."

Hülya war unsicher, was sie davon halten sollte.

„Mensch du telefonierst mit Prepaid, die können nicht herausfinden, wer du bist. Ich würde sonst selber selber anrufen. Komm schon."

Hülya machte was ihr aufgetragen wurde und Emma startete den Motor des Bootes. Sie hatte vor Jahren am Starnberger See mit Lukas ein Motorboot gemietet und wusste grob, wie man damit fahren muss. Auch wenn dieses hier deutlich größer und stärker motorisiert war, so gab es in Bedienung und Handhabung keine wesentlichen Unterschiede.

Emma sah immer wieder konzentriert auf den See. Nach wenigen Minuten entdeckte sie die Blaulichter der Wasserschutzpolizei. Sie legte den Griff der Einhebelschaltung ein kleines Stück nach vorn. Das Boot fuhr langsam los und sofort sprang sie vom Boot auf den Steg und von dort hinunter zu Hülya auf den Rasen.

Atemlos sah sie ihre Mitstreiterin an. „Hast du nicht vorhin gemeint, wir sollten verschwinden?"

„Ja, das habe ich."

„Jetzt wäre ein wirklich guter Zeitpunkt. Los!"

Die beiden flitzten durch das Gebüsch, das ihnen heute als Schutz gedient hatte und kletterten über den Zaun. Vor dem Anwesen liefen sie dann ohne Eile die Uferstraße entlang. Emma hoffte inständig, dass ihr verwegener Plan aufgehen würde. Und das Glück sollte ihr treu bleiben. In dem Maße wie sich das Polizeiboot näherte, entfernte sich Dushkus Sportboot mit seinem gefesselten Besitzer vom Steg. Die Polizei leuchtete jetzt mit einem Fernstrahler, um wenigstens etwas erkennen zu können. Mit Lautsprecherdurchsagen versuchten sie vergeblich das ihnen zwar langsam aber unaufhaltsam entgegen kommende Sportboot zu stoppen. Es dauerte noch genau zwanzig Sekunden, dann riss das Boot mit einem heftigen Krachen den Steg aus seiner Verankerung. Das Sportboot kränkte kurz, fing sich aber sofort wieder. Die Polizei hatte ihre liebe Mühe das führerlose Wasserfahrzeug zu entern. Nach gut fünf Minuten hatten sie Dushku zu sich hinüber gezogen. Er war mittlerweile wieder zu Bewusstsein gekommen und kapierte nicht einmal ansatzweise, was zum Henker hier vor sich ging.

Emma und Hülya besahen sich das Schauspiel vergnügt vom Land aus an. Wegen der Dunkelheit und der Entfernung konnten sie keine Fotos machen.

„Ist nicht schlimm", sagte Emma, „das steht morgen trotzdem in allen Zeitungen."

Hülya stimmte ihr zu. „Und jetzt füttern wir das Internet mit unserem neuesten Coup: Dem Knockout des Oberf'ieslings von Lindau."

„Absolut!. Wir haben erstklassige Bilder."

Eine Woche später, der Januar neigte sich dem Ende zu, hatte Melanie ihr Versprechen wahr gemacht und Emma in ihrer Wohnung in Dachau besucht. Es war Freitag Abend und da draußen ein unangenehmer Schneesturm über die Stadt fegte, hatten die beiden beschlossen, in Emmas Wohnung einen gemütlichen Abend zu verbringen.

Zwei leere Pizzakartons lagen auf dem Tisch, dazwischen stand eine Flasche Chianti del Barone, die sie fast ausgetrunken hatten. Beide fühlten sich wohl, waren mächtig satt und lümmelten im Sofa. Emma klappte ihren Laptop zu und sah zu Melanie. „Diese Guerillaeinsätze sind ganz nach meinem Geschmack."

„Tatsächlich? Nie wäre ich darauf gekommen", entgegnete diese ironisch.

Sie hatten sich sämtliche Einsätze der Angry Women angesehen. Darunter die des holländischen Zuhälters in Berlin, des Erfurter Luden und natürlich die Aufnahmen des Menschenhändlers vom Bodensee. Die Aktivistinnen blieben auf den Videos und Fotos stets anonym, aber Melanie hatte natürlich ihren Verdacht. „Ich habe mich schon gewundert, dass ich eine Zeit lang nichts von dir gehört habe. Du bist anscheinend sehr beschäftigt gewesen?"

Emma goss sich noch einen Schluck des köstlichen Rotweins ein. „Tja, der Bodensee ist zu jeder Jahreszeit eine Reise wert", erwiderte sie vieldeutig, „solltest du auch einmal probieren.

„Mich an euren Aktionen zu beteiligen?"

„Okay, auf dem Wasser kann es im Winter ziemlich frisch werden."

„Emma, paß auf dich auf und sei vorsichtig mit illegalen Aktionen."

Emma zuckte mit den Schultern. „Eine kluge Frau hat mir vor nicht allzu langer Zeit gesagt, man müsse ein Zeichen setzen."

Melanie wusste, dass sie gemeint war, doch sie ging auf die Schmeichelei nicht ein. „Wir haben doch eine Menge erreicht."

„Wirklich? Zähl mal auf!"

„Du weißt, wovon ich rede. Die Politiker können unsere Forderungen nicht länger ignorieren."

„Tun sie aber, wie immer."

Beide wollten nicht streiten, also ließen sie das Thema vorerst ruhen. Der Rotwein tat sein übriges, um die gesellige Atmosphäre zu erhalten.

Emma schaltete den Fernseher an. „Wie geht es eigentlich deinem Finger?"

Melanie hob ihren fast verheilten, aber noch immer geschienten kleinen Finger in die Höhe. „Ich habe keine Schmerzen und die Ärzte sagen, bald könne ich ihn wieder verwenden", sie konnte das Thema aber doch nicht ausklammern, „Die Frauen deren Zuhälter ihr, also die Angry Women, bestraft habt, schweben die nicht in Gefahr? Die Typen könnten sich doch rächen."

Emma winkte ab. „Die Kerle landen teilweise im Knast und die Frauen werden befreit und kommen meistens in den lokalen Frauenhäusern unter."

Melanie dachte darüber nach. „Du hattest ja auch die Idee, auf der Homepage von *Kassandra* eine Rubrik für anonyme Anzeigen einzubauen."

„Ach, stammte die Idee von mir?"

„Tu nicht so scheinheilig, du Frechdachs."

„Wenn du es sagst."

„Ja, das sage ich und auch, dass Lukas die Zugangsdaten zur Homepage hatte. Ihr seid also immer auf dem neuesten Stand was die Meldungen über illegale Bordelle und Zwangsprostitution betrifft."

„Information ist eben alles."

Melanie beließ es dabei. „Wie geht es eigentlich Luke? Was macht der zur Zeit?"

Emmas Augen strahlten. „Er hat sich an der Uni München eingeschrieben. Er will Informationstechnologie studieren."

„Unglaublich! Das ist doch genau sein Ding."

„Finde ich auch und in den letzten Tagen hat er schon zweimal vom Heiraten gesprochen."

„Nein! Im ernst?"

„Nö, nur so zum Spaß. Natürlich mein er das aufrichtig! Lukas will mit mir zusammen leben und mit mir alt werden, auch wenn ich es mit dem Altwerden weiß Gott nicht eilig habe."

„Das freut mich riesig für euch, aber hatte er nicht immer Probleme mit deinem Job?"

„Den Mietvertrag habe ich gekündigt. Das Bordell ist Vergangenheit."

„Und jetzt?"

„Wozu braucht es Bordelle? Es gibt zwar fast fünfhunderttausend Prostituierte in Deutschland, aber niemand geht hin. Oder kennst du einen einzigen Mann, der zugibt, mit einer Nutte zu vögeln?"

Melanie brauchte einen Moment. „Ich muss mich immer wieder erst an deinen Humor oder deine Ironie gewöhnen. Aber nochmal. Wie stellst du dir deine Zukunft vor?"

„Ab März besuche ich das Abendgymnasium. Wenn ich den Abschluss habe, sehen wir weiter. Und nächste Woche besuche ich meine Eltern. Es gibt viel zu erzählen."

„Ich gratuliere dir zu deinen Entscheidungen."

Emma bedankte sich. „Wusstest du, dass während der beiden ersten Streiktage die Bordelle in Tschechien doppelt so viele Besucher aus Deutschland verzeichnet haben?"

„Habe ich gehört. In Polen und Dänemark war es ähnlich."

Emma zappte weiter durch die Fernsehsender. Plötzlich war ihr Interesse geweckt. „Hey, ist das nicht unsere Familienministerin?"

„Richtig, stell mal lauter."

Die Familienministerin hielt eine Pressekonferenz ab. Langatmig und umständlich erläuterte sie die Pläne für einen überarbeiteten Gesetzentwurf. In den letzten Tagen war durchgesickert, dass ihr Ministerium die Idee hatte, die Prostitution in Deutschland zu verbieten. Davon war nun keine Rede mehr. Vielmehr müsse man sich voll darauf konzentrieren, die Arbeitsbedingungen der Frauen zu verbessern. Auch die gesellschaftliche Akzeptanz gegenüber Sexarbeiterinnen lasse nach wie vor zu wünschen übrig. Hier müsse ein Umdenken erfolgen. Verschiedene Pilotprojekte befänden sich momentan in der Erprobungsphase.

Emma drehte den Ton ab. „Bla bla, das Übliche. Sie kuscht vor dem Innenminister und der restlichen Herrenriege."

Melanie gab ihr Recht. „Außerdem hat sie kein Wort zu dem Anschlag verloren. Das enttäuscht mich ungemein."

„Vermutlich werden sie den niemals aufklären."

Sie tranken beide noch einen Schluck Rotwein.

„Ist dir aufgefallen, dass die Staatssekretärin nicht an ihrer Seite war?", fragte Melanie.
Emma verschluckte sich. „Mensch, das hätte ich beinahe vergessen zu erzählen. Der Assistent von diesem Kommissar Allner, meinem Lieblingskotzbrocken,hat mich angerufen und berichtet, dass die Berliner und

Münchner Polizei gemeinsam den wahren Täter von Tina geschnappt haben."

„Ich dachte ihr Ex-Mann hätte sie ermordet?"

„Das dachte ich auch und die Polizei ebenfalls. Doch jetzt kommt der Hammer. Es war Dobland, Torsten Dobland."

„Der Mann von der Staatssekretärin?"

„Eben der. Seine Frau wollte sich von ihm scheiden lassen, wegen seinen vielen, außerehelichen Eskapaden. Dann die Angst, dass ich doch schwanger sei. Er ist wohl völlig ausgerastet."

„Du meinst, er wollte eigentlich dich töten?"

Emma nickte. „Oder nur verletzen, was auch immer. Jedenfalls fühlte er sich wohl gedemütigt und provoziert und als Tina ihm nicht sagen wollte, wo ich bin, hat er sie wohl im Affekt getötet."

„Dobland ist ein Ungeheuer. Tinas Tod war völlig umsonst. Mir tut es unendlich leid."

„Ich fühle mich ein bisschen schuldig", sagte Emma, „Tina musste wegen mir sterben."

„Dobland ist der Mörder!", widersprach Melanie energisch, „er und nur er allein trägt die Verantwortung. Hoffentlich schmachtet er richtig lange im Gefängnis."

Für einen Moment hingen beide ihren eigenen Gedanken nach.

„Tinas Beisetzung ist nächste Woche", brach Emma das Schweigen, „an der Trauerfeier selber konnte ich nicht teilnehmen, aber bei der Urnenbestattung werde ich nicht fehlen."

„Ich werde auch versuchen zu kommen. Zwei Bestattungen in kurzer Folge. Erst Roswitha und jetzt Bettina. Das ist nicht leicht."

Der Rotwein war alle. „Ich glaube, wir können heute gut schlafen", meinte Melanie mit Verweis auf die leere Flasche.

Emma stimmte ihr zu. „Übrigens, dieser Polizeiassistent hat mich dich bei dem Telefonat schon wieder angebaggert. Ich vermute der meldet sich immer nur um ein Date mit mir zu arrangieren."

„Und?"

„Was und?"

„Wie willst du es ihm austreiben?"

Emma hob die Schultern. „Keine Ahnung."

„Du weißt, dass ich früher eine Zeit lang als Domina gearbeitet habe. Soll ich ihm mal gehörig den Hintern versohlen, damit er dich in Ruhe lässt?"

Emma lachte laut. „Du hast zu viel getrunken."

Melanie stellte ihr Glas auf den Tisch. „Stimmt und es ist noch zu früh zum Schlafen gehen. Zapp doch noch mal durch die Programme."

Emma schnappte die Fernbedienung und blieb beim zweiten Sender hängen. Es lief das spätabendliche Boulevardmagazin. Ein lockiger Enddreißiger pries mit sichtlichem Vergnügen den nächsten Beitrag an:

„Stuttgart: In dem berühmten Stuttgarter Tierpark, der Wilhelma, hatten die Schimpansen heute morgen einen ungebetenen Gast. Die zweiunddreißigjährige Christina K. war inmitten des beheizten Geheges splitternackt an einem Baum festgebunden worden. Als die ersten Besucher um kurz nach acht Uhr eintrafen, waren die Tierpfleger gerade dabei, die Fesseln von Frau K. zu lösen. Die Polizei war zu diesem Zeitpunkt bereits vor Ort.

Wie uns auf Nachfragen die Pressestelle der Stuttgarter Polizei bestätigte, handelt es sich bei der Betroffenen um eine seit mehreren Jahren aktive Zuhälterin. Sie soll drei jungen Rumäninnen die Pässe abgenommen und sie unter unwürdigen Bedingungen zur Prostitution gezwungen haben. Teilweise mussten die Mädchen bis zu zwanzig Stunden am Tag arbeiten und mehr als fünfzehn Männer

*in dieser Zeit bedienen. Sie erhielten dafür lediglich einen
Hungerlohn und hausten zusammen in einem Zimmer von
gerade einmal zwölf Quadratmeter Größe.*

*Die Staatsanwaltschaft Stuttgart hat Ermittlungen gegen
Christina K. eingeleitet. Ihr wird Freiheitsberaubung in
Tateinheit mit Körperverletzung in einem besonders
schweren Fall vorgeworfen. Nach Mittätern und Helfern
in diesem Fall von Zwangsprostitution ermittelt die
Polizei zur Stunde. Gegen die Verursacher dieser Aktion
ermitteln die Beamten ebenfalls wegen Einbruch und
unbefugtem Betretens des Zoogeländes."*

Melanie und Emma schauten gebannt auf den Fernseher.
Gerade zeigte der Sender ein Bild von der gefesselten
Zuhälterin im Affengehege. Zwei schwarze Balken
verdeckten jeweils Brust und Intimbereich. Auf dem
Bauch war ein Schriftzug zu erkennen.

Doch der Bericht war noch nicht zu Ende. Der Sprecher
fuhr fort: „*Seitens der Polizei wurde uns eine Information
zugespielt. Auf dem Bauch der Betroffenen waren mit
einem wasserfesten Stift die Worte -Angry Women-
geschrieben.*

*Christian K. gehe es soweit gut, von einem kleinen
Angsttrauma abgesehen. Der Leiter des Tierparks
erklärte unserer Reporterin vor Ort, dass sich die sonst
friedlichen Schimpansen offensichtlich in ihrem
Territorium gestört gefühlt hatten. Zwei der possierlichen
Tiere zausten beim Eintreffen der Tierpfleger im*

*Haarschopf der Betroffenen herum, während mehrere
andere, männliche Artgenossen ihr Geschlechtsteil am
Oberschenkel von Christina K. gerieben haben sollen.*"

Emma kullerten die Tränen vor Lachen. Sie hatte
allergrößte Mühe nicht zu kreischen, so sehr amüsierte sie
der Bericht. Melanie erging es nicht anders, doch nach ein
paar Minuten, nachdem sich beide beruhigt hatten, sagte
sie zu Emma. „Von hier bis nach Stuttgart sind es nur
zwei Stunden. Du könntest gut und gern letzte Nacht an
dieser Aktion beteiligt gewesen sein."

Emma sah sie verschmitzt an. „Ich schwöre, ich bin in
meinem Leben noch nie mit dem Zug in Stuttgart
gewesen."

„Mit dem Zug? Willst du mich veräppeln? Ihr seid mit
dem Auto dort gewesen!"

Emma prustete wieder los. Der Bericht aus der Wilhelma
zerrte an ihren Lachmuskeln.

Melanie betrachtete ihre Freundin nachsichtig, schüttelte
aber den Kopf. „Emma, Emma."

Diese sah Melanie an. „Es gibt keine Emma mehr. Emma
ist Vergangenheit. Von jetzt an nur noch Laura, Laura
Singer.

***

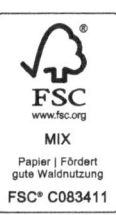

Zeitfracht Medien GmbH
Ferdinand-Jühlke-Straße 7
99095 Erfurt, Deutschland
produktsicherheit@kolibri360.de